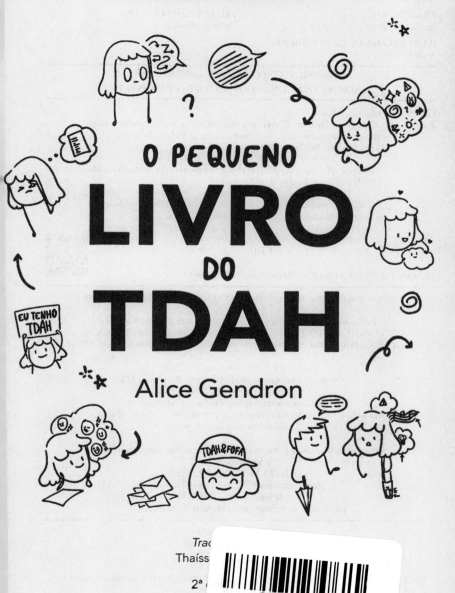

TÍTULO ORIGINAL
The Mini ADHD Coach

TRADUÇÃO
Thaíssa Tavares

ILUSTRAÇÕES DE CAPA E MIOLO
Alice Gendron

DESIGN DE CAPA ORIGINAL
Lucy Sykes-Thompson

ADAPTAÇÃO DE CAPA
Juliana Misumi

CIP-BRASIL. CATALOGAÇÃO NA PUBLICAÇÃO
SINDICATO NACIONAL DOS EDITORES DE LIVROS, RJ

G289p
2. ed.

Gendron, Alice
O pequeno livro do TDAH : um manual para enfim entender como a sua mente funciona / Alice Gendron ; tradução Thaíssa Tavares. - 2. ed. - Rio de Janeiro : BestSeller, 2024.

Tradução de: The mini ADHD coach : tools and support to make life easier
ISBN 978-65-5712-340-9

1. Adultos com distúrbio do déficit de atenção. 2. Distúrbio do déficit de atenção em adultos. I. Tavares, Thaíssa. II. Título.

24-91329

CDD: 618.928589
CDU: 616.89-008.47

Gabriela Faray Ferreira Lopes - Bibliotecária - CRB-7/6643

Texto revisado segundo o novo Acordo Ortográfico da Língua Portuguesa.

Publicado originalmente em língua inglesa, em 2023, sob o título
THE MINI ADHD COACH por Vermilion, um selo de Ebury Publishing.
Ebury Publishing é uma empresa que faz parte do grupo Penguin Random House.

Copyright © by Alice Gendron, 2023
Copyright da tradução © 2024 by Editora Best Seller Ltda

Todos os direitos reservados. Proibida a reprodução,
no todo ou em parte, sem autorização prévia por escrito da editora,
sejam quais forem os meios empregados.

Direitos exclusivos de publicação em língua portuguesa para o Brasil
adquiridos pela
EDITORA BEST SELLER LTDA.
Rua Argentina, 171, parte, São Cristóvão
Rio de Janeiro, RJ – 20921-380
que se reserva a propriedade literária desta tradução.

Impresso no Brasil
ISBN 978-65-5712-340-9

Seja um leitor preferencial Record.
Cadastre-se no site www.record.com.br e receba informações sobre nossos lançamentos e nossas promoções.

Atendimento e venda direta ao leitor:
sac@record.com.br

SUMÁRIO

Prefácio **05**

Qual é o meu problema? **06**

Como usar este livro **11**

PARTE I
INTRODUÇÃO AO TDAH **13**

CAPÍTULO 1 O que é TDAH? **14**

O que é TDAH? **15**
Os três tipos de TDAH **22**
TDAH ou DDA ? **26**
O TDAH é comum? **27**
Mitos sobre TDAH **28**

CAPÍTULO 2 O diagnóstico
de TDAH **32**

Quem pode determinar o
diagnóstico de TDAH? **33**
A avaliação do TDAH **34**
Os sintomas do TDAH **35**
Por que tantas pessoas são
diagnosticadas depois
de adultas? **40**
Transtornos relacionados **42**

CAPÍTULO 3 O que acontece após
o diagnóstico de TDAH? **44**

Lidando com as emoções após o
diagnóstico de TDAH **45**
Conversando sobre seu
diagnóstico **48**
Buscando apoio **51**

CAPÍTULO 4 Glossário do TDAH **56**

PARTE 2
UM DIA COM TDAH **71**

PARTE 3
DICAS PARA LIDAR COM O
TDAH **173**

Conclusão **206**

Agradecimentos **207**

Prefácio

Se a sua mente funciona de um jeito diferente, então esta é sua hora de brilhar.

Nosso mundo muda rapidamente. Muitas empresas já não montam equipes cujos membros pensam de maneira parecida. Elas perceberam a importância daqueles que pensam diferente — os esquisitos que compreendem o caos desse "novo mundo".

Minha neurodiversidade, a dislexia, me fez ver o mundo com outros olhos. Ao desafiar o pensamento tradicional, meu trabalho de mobilização ajudou pessoas a enxergar o transtorno específico da aprendizagem de modo diferente. Assim, a expressão "pensamento disléxico" foi reconhecida como competência no LinkedIn, a maior plataforma profissional do mundo, e oficialmente incluída em dicionários como substantivo em 2022. Nós, os neurodivergentes, estamos finalmente nos dando conta de que chegou o momento de expor nossas diferenças e nos orgulhar delas. Não queremos nos adaptar, mas nos destacar… pois, ao fazer isso, coisas incríveis acontecem.

Dislexia e TDAH costumam estar relacionados. O TDAH, como a dislexia, é amplamente conhecido pelos sintomas mais desafiadores, não por seus pontos fortes. Muitas pessoas não recebem um diagnóstico e ficam perdidas, sem nenhuma instrução sobre o funcionamento de sua mente ou as mudanças simples que podem fazer para melhorar seu desempenho.

Este livro incrível lhe dará uma perspectiva muito interessante do que é ter TDAH, com ferramentas superpráticas e dicas para lidar com seu cérebro, além de ilustrações de todas as faces desse transtorno para você rir e se identificar. Espero que esta obra encoraje a todos com TDAH, dos mais jovens aos mais velhos, a entender sua mente brilhante e a celebrar suas diferenças.

Kate Griggs
Autora de *This is Dyslexia*
Fundadora da Made by Dyslexia

Qual é o meu problema?

Por muitos anos, me questionei:

- Por que não sou consistente quando começo um novo hobby?
- Por que não me controlo e interrompo as pessoas quando elas estão falando?
- Por que não dou conta do meu trabalho ou das tarefas domésticas?
- Por que não pago os boletos em dia?
- Por que não me lembro da consulta no dentista?
- Por que minhas plantas sempre morrem?

Essas perguntas começaram a surgir quando eu era criança e, com o tempo, passaram a me incomodar cada vez mais. Aos vinte e poucos anos, elas eram inquietantes; chegando aos 30, já me irritavam. No fim das contas, a pergunta que resume todas essas é: "Qual é o meu problema?"

Hoje eu sei: nenhum. Não tenho problema algum. Minhas dificuldades e meus comportamentos são perfeitamente normais... para alguém com TDAH.

Ser diagnosticada aos 29 anos e compartilhar meus desafios com minha comunidade virtual me ajudou a perceber isso. Em meio a outras pessoas com o mesmo transtorno, minhas "esquisitices" são o padrão e minhas histórias mais bizarras são totalmente comuns.

Ao olhar para trás, hoje, percebo que minha condição sempre foi óbvia. Fui uma criança criativa que se encrencava por ser tagarela e impulsiva. Fui uma adolescente sonhadora,

AO LONGO DA VIDA, VÁRIAS VEZES

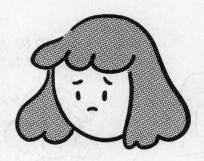

ME PERGUNTEI SE TINHA ALGUM PROBLEMA

que conseguia se dedicar à própria arte por horas, mas que, na escola, não conseguia prestar muita atenção às aulas.

Fui uma jovem adulta confusa, pulei de uma carreira para a outra e acumulei multas por atraso em todas as minhas contas. Por meses, resisti à ideia de passar por uma avaliação, até criar coragem e marcar uma consulta. Morri de medo de não ser levada a sério. Tinha certeza de que estava inventando, mas precisava tanto de respostas que fui assim mesmo.

Quando o psiquiatra me avaliou e, casualmente, disse: "É bastante óbvio que você tem TDAH", senti um peso ser retirado dos meus ombros. Sabia que a partir de então eu finalmente pararia de me perguntar todos os dias o que havia de errado comigo. Eu tinha uma resposta. Tinha algo para pesquisar e compreender. E, mais importante, já não estava sozinha.

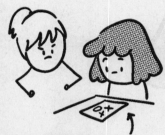
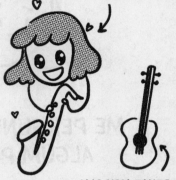
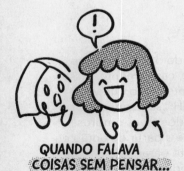
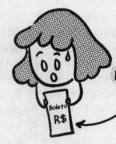

AÍ, DESCOBRI O TDAH E ENTÃO COMECEI A CONSIDERAR A POSSIBILIDADE...

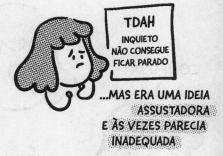

...MAS ERA UMA IDEIA ASSUSTADORA E ÀS VEZES PARECIA INADEQUADA

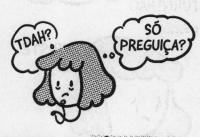

FIQUEI CHEIA DE DÚVIDAS POR MESES ATÉ DECIDIR IR AO MÉDICO...

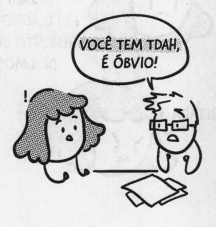

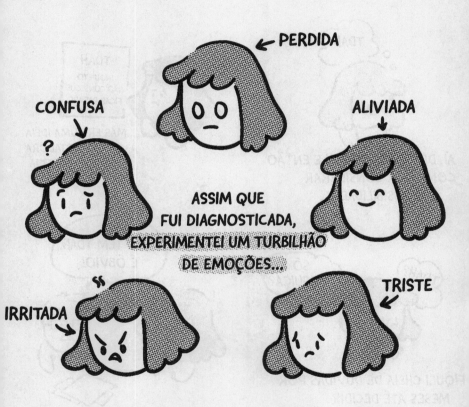

Como usar este livro

Quando comecei a postar minhas ilustrações no Instagram, em 2020, meu objetivo era compartilhar minha experiência e iniciar um diálogo a respeito do tema. Logo de cara, várias pessoas vieram me contar o quanto se identificavam com meus desenhos. Diziam que eles as ajudavam a se sentir menos sozinhas em relação às próprias peculiaridades e dificuldades.

Quero que este livro lhe proporcione essa mesma sensação e o entendimento de que o que é normal para os outros pode ser diferente do que é para você, e vice-versa. Se você já foi diagnosticada ou está apenas iniciando essa jornada, espero que esta leitura lhe ajude a perceber que não tem nada de errado com você. Seus sentimentos são válidos e suas dificuldades são reais. Você só precisa se entender melhor.

Se você está lendo este livro porque conhece alguém com TDAH e quer compreender melhor essa pessoa: parabéns! Você é um bom amigo. É essencial convivermos com pessoas dispostas a ouvir e a entender nossas lutas. Esta obra lhe ajudará a assimilar como é viver com TDAH e a descobrir maneiras de lidar com nossos sintomas.

Este é um livro sobre TDAH, escrito por alguém com TDAH. Portanto, sinta-se livre para abrir e ler páginas aleatórias, começar pelo fim, devanear e reler o mesmo parágrafo dez vezes ou pular as páginas que não estiver a fim de ler.

PARTE I

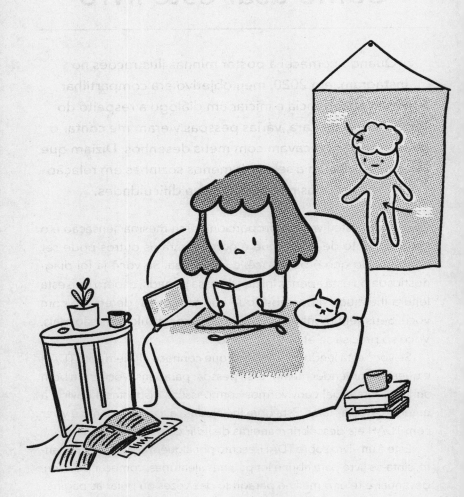

O TDAH é um transtorno bastante incompreendido. Existe muita informação equivocada por aí, portanto, é preciso entender melhor o transtorno, principalmente quem vive com o diagnóstico.

Aprender como nosso cérebro funciona e que desafios essas particularidades costumam trazer é a chave para finalmente nos tranquilizarmos. Quando entendemos por que agimos de determinada maneira, encontrar uma solução se torna muito mais fácil. Quando descobrimos que não somos os únicos a agir assim, fica muito mais fácil olhar para nós mesmos com mais gentileza.

INTRODUÇÃO AO TDAH

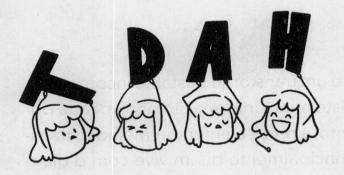

O QUE É TDAH?

CAPÍTULO 1

O que é TDAH?

Receber o diagnóstico de TDAH não significa entender automaticamente do que se trata. Todos os dias, recebo mensagens de pessoas dizendo que foram diagnosticadas na infância, mas que não percebiam o impacto do transtorno no cotidiano. Quando fui diagnosticada, aos 29 anos, também me senti assim. Disseram que eu tinha TDAH, mas ninguém me explicou o que isso significava. Portanto, vejamos como realmente é o TDAH!

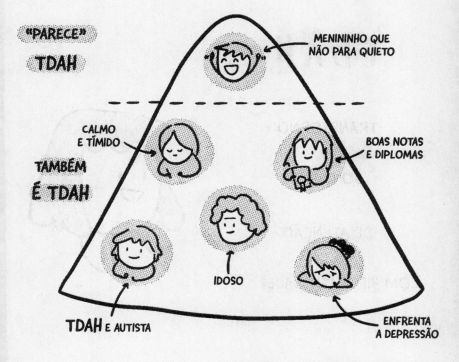

TDAH É UM TRANSTORNO DO NEURODESENVOLVIMENTO

Um transtorno do neurodesenvolvimento é uma condição que afeta o desenvolvimento do cérebro e do sistema nervoso. Consequentemente, o cérebro de pessoas com TDAH funciona de um jeito diferente do das outras. Isso também significa que essas pessoas nasceram com essa particularidade e a terão por toda a vida.

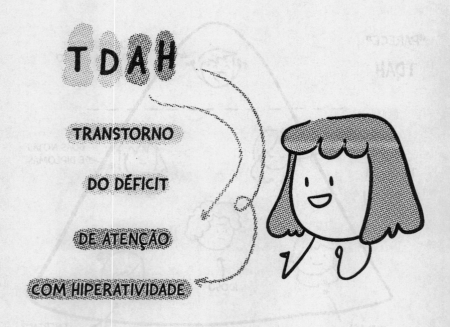

TDAH

TRANSTORNO

DO DÉFICIT

DE ATENÇÃO

COM HIPERATIVIDADE

TDAH É GENÉTICO
(PROVAVELMENTE)

Os cientistas ainda não têm total certeza da causa do TDAH; porém, cada vez mais especialistas acreditam que esteja relacionado a fatores genéticos. Eles creem que as chances de herdar o TDAH são de oitenta por cento. Se a sua família tem várias pessoas com o mesmo diagnóstico, esse pode ser o motivo!

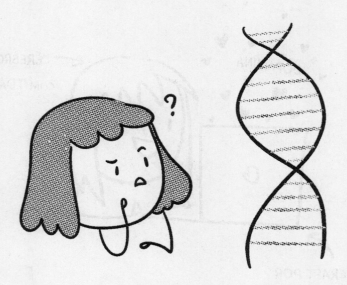

O TDAH ESTÁ LIGADO À DOPAMINA

Acredita-se que o TDAH esteja ligado à dopamina, um neurotransmissor responsável pelas reações bioquímicas ligadas ao prazer e à recompensa. De acordo com alguns estudos, as pessoas com o transtorno têm níveis mais baixos de dopamina. Por isso, medicamentos estimulantes, que aumentam esses índices, são usados com frequência no tratamento.

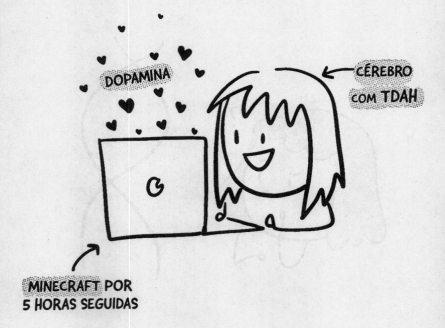

TER TDAH SIGNIFICA TER UM CÉREBRO DIFERENTE

O TDAH é um transtorno do neurodesenvolvimento, ou seja, o cérebro com TDAH se desenvolveu de um jeito diferente daquele sem TDAH. Apesar de haver pouquíssimos estudos feitos com o cérebro de quem tem o transtorno, em determinado experimento, um cientista conseguiu identificar 79,3 por cento das pessoas com TDAH só analisando a estrutura cerebral delas.

CÉREBROS COM TDAH SÃO DIFERENTES

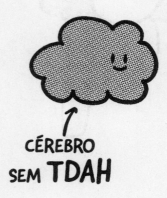

CÉREBRO SEM TDAH

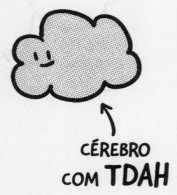

CÉREBRO COM TDAH

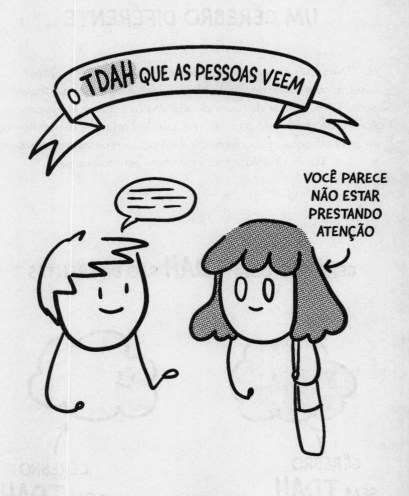

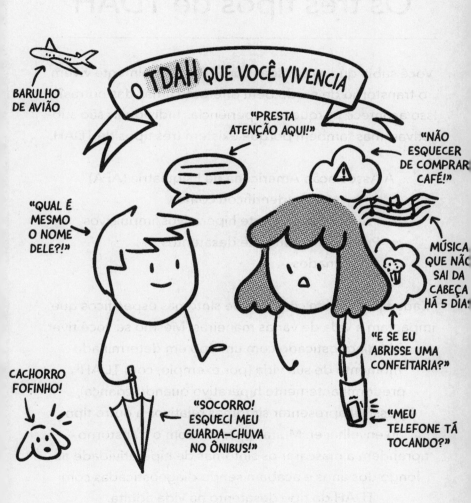

Os três tipos de TDAH

Você sabia que as pessoas com TDAH geralmente vivem o transtorno de modo bem diferente umas das outras? Isso acontece porque as experiências individuais são subjetivas, mas também porque existem três tipos de TDAH.

A Associação Americana de Psiquiatria (APA)
os identificou como:
- Predominantemente hiperativos/impulsivos
- Predominantemente desatentos
- Combinados

Cada tipo tem um conjunto de sintomas específicos que impactam a vida de várias maneiras. Mesmo se você tiver sido diagnosticado com um tipo em determinado momento de sua vida (por exemplo, com TDAH predominantemente hiperativo quando criança), é possível apresentar sintomas relativos a outro tipo ao envelhecer. Muitas pessoas com o transtorno aprendem a mascarar os sintomas de hiperatividade ao longo dos anos e acabam sendo diagnosticadas com TDAH do tipo desatento na vida adulta.

QUEM TEM **TDAH** DO TIPO HIPERATIVO PODE...

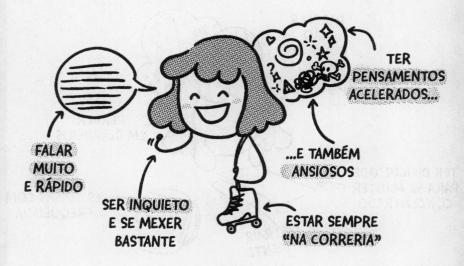

Ter esse tipo de TDAH significa experimentar sintomas majoritariamente hiperativos e impulsivos (vamos ver exemplos no próximo capítulo). Isso não quer dizer, no entanto, que a desatenção ou o esquecimento não possam surgir como sintoma, mas que eles são menos explícitos no TDAH hiperativo do que nas pessoas diagnosticados com os tipos desatento ou combinado. Pessoas com o tipo hiperativo de TDAH podem ser física ou mentalmente hiperativas, ou os dois. O TDAH predominantemente hiperativo/impulsivo é mais raro em adultos, mas é o tipo mais comum entre crianças em idade pré-escolar.

QUEM TEM TDAH DO TIPO DESATENTO PODE...

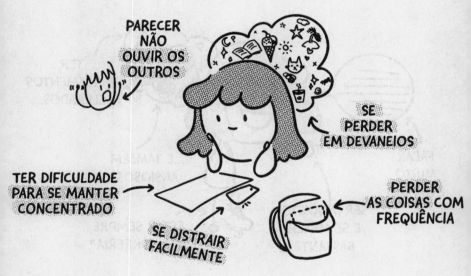

Geralmente, diz-se que as pessoas com TDAH desatento "sonham acordadas". Elas lidam principalmente com o esquecimento, a distração e a desatenção. Parecem um pouco "aéreas" e perdidas nos próprios pensamentos. É comum terem um baixo nível de hiperatividade física.

QUEM TEM **TDAH** DO TIPO COMBINADO PODE...

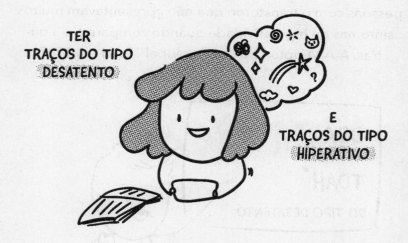

TER TRAÇOS DO TIPO DESATENTO

E TRAÇOS DO TIPO HIPERATIVO

Os indivíduos desse grupo podem sofrer tanto com a desatenção e o esquecimento quanto com a hiperatividade e a impulsividade. A intensidade dos sintomas varia, e muitas vezes eles disfarçam seu lado hiperativo e impulsivo. Diversas pessoas diagnosticadas na vida adulta têm o tipo combinado e tendem a experimentar mais hiperatividade mental do que física.

TDAH ou DDA?

A terminologia Distúrbio de Déficit de Atenção (DDA) não é mais utilizada na maioria dos países. Assim, o acrônimo DDA foi substituído por TDAH. O DDA descrevia pessoas com o transtorno que não apresentavam muitos sintomas de hiperatividade quando comparadas a outras. A APA optou pela sigla global TDAH em 1987.

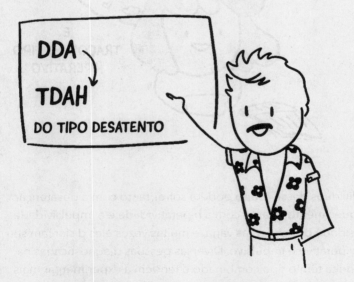

Os subtipos do TDAH começaram a ser difundidos em 1994. Se você foi diagnosticado com DDA, é provável que seu diagnóstico hoje seja TDAH do tipo desatento.

O TDAH é comum?

Muita gente se surpreende ao saber quantos ao seu redor têm o transtorno. Além de não ser raro, ele é cada vez mais compreendido e divulgado. O TDAH em adultos tem uma prevalência estimada de 2,8 por cento ao redor do mundo. Portanto, é muito provável que você já conheça alguém com TDAH.

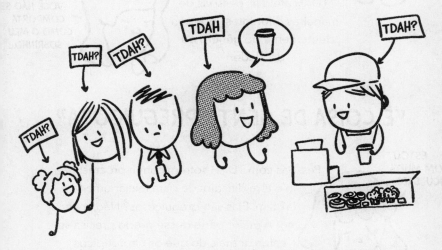

Alguns estudos estimam que o número de pessoas diagnosticadas com TDAH nos EUA seja algo em torno de 4,4 por cento da população adulta — aproximadamente 15 milhões de pessoas, e isso em um só país! Mas, não é fácil calcular esse número com precisão: muitos adultos ainda não foram diagnosticados, já outros foram diagnosticados incorretamente e, além disso, alguns países sequer coletam essa informação.

Mitos sobre o TDAH

"SÓ MENINOS TÊM TDAH"

EU TENHO TDAH

Por muito tempo, o TDAH foi associado à imagem de um garotinho eufórico, pirracento e incapaz de ficar quieto. Essa é uma imagem antiquada e estereotipada do transtorno, além de estar bem distante da realidade, que é muito mais complexa. O TDAH afeta as pessoas de maneiras diferentes, independentemente do gênero ou da idade.

TEM CERTEZA? VOCÊ NÃO SE COMPORTA COMO O MEU SOBRINHO...

"É COISA DE GENTE PREGUIÇOSA"

ESTOU COM MUITA DIFICULDADE...

Pessoas com TDAH sofrem com a procrastinação e têm dificuldade para iniciar uma tarefa? Sim. Elas são preguiçosas? Não, mesmo! A maior parte desse grupo precisa se esforçar mais do que os neurotípicos para finalizar as mesmas tarefas. É por associarem o TDAH à preguiça que pessoas não diagnosticadas tendem a ficar extremamente constrangidas, acreditando que "só são preguiçosas". A realidade é muito mais complicada que isso.

JÁ TENTOU SE ESFORÇAR MAIS?

28   O PEQUENO LIVRO DO TDAH

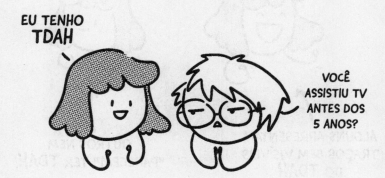

"O TDAH É CONSEQUÊNCIA DE MÁ CRIAÇÃO"

Muito açúcar, muita TV, muitos brinquedos... Várias pessoas afirmam que o TDAH é consequência de uma criação ruim. Apesar de ainda não entendermos bem as causas do TDAH, sabemos com certeza que é genética, e não um transtorno que se desenvolve a partir da criação que alguém teve.

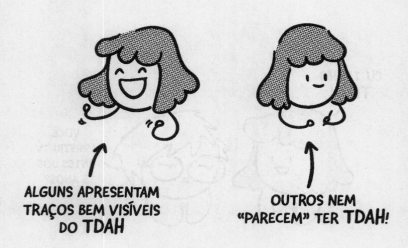

ALGUNS APRESENTAM TRAÇOS BEM VISÍVEIS DO **TDAH**

OUTROS NEM "PARECEM" TER **TDAH!**

"O DIAGNÓSTICO DE TDAH É ÓBVIO"

Esse mito é um dos motivos pelos quais tantas pessoas ainda não foram diagnosticadas. Nem sempre o TDAH é perceptível (embora possa ser!), e, na maioria das vezes, é impossível ter certeza se alguém tem TDAH ou não. Isso acontece porque todas as pessoas com o transtorno são diferentes, agem e reagem a sua própria maneira. Isso também explica por que o diagnóstico muitas vezes não é tão simples, como veremos no próximo capítulo.

Ainda há muito a ser desvendado sobre o TDAH. Apesar de ser bastante pesquisado e de termos excelentes especialistas abordando o tema, ele ainda é amplamente incompreendido. Espero que este capítulo tenha auxiliado na melhor compreensão do transtorno sem ser muito cansativo. No próximo capítulo, você vai descobrir tudo o que precisa saber sobre o diagnóstico!
E lembre-se:

O TDAH é um dos transtornos de desenvolvimento mais comuns entre crianças.

O cérebro de quem tem TDAH funciona de um jeito diferente dos demais.

Pessoas com TDAH podem viver experiências diferentes.

Ainda existem muitos mitos sobre o TDAH.

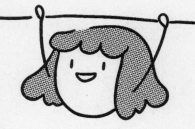

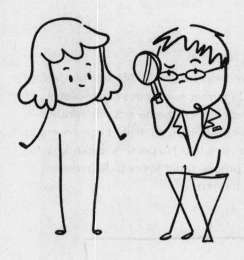

O DIAGNÓSTICO DE TDAH

CAPÍTULO 2

Quem pode determinar o diagnóstico de TDAH?

Formalmente, o TDAH só pode ser diagnosticado por um profissional da saúde. Os psiquiatras são designados para fazer as avaliações oficiais na maioria dos países[1].

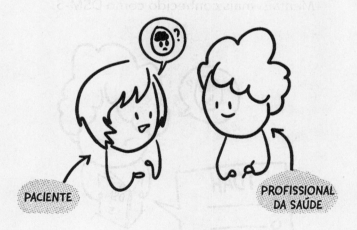

O PACIENTE EXPLICA SUAS QUESTÕES PARA O PROFISSIONAL DA SAÚDE

---

1 No Brasil, o diagnóstico é feito por um psiquiatra com auxílio da avaliação realizada por um neuropsicólogo. [N. da E.]

A avaliação do TDAH

O TDAH é diagnosticado por meio de uma avaliação clínica em que o profissional da saúde observa os sintomas. Alguns países e profissionais disponibilizam exames de neuroimagem e outros testes, mas não é assim em todos os lugares. É provável que inúmeros questionários e listas oficiais de sintomas sejam usados na avaliação, como os encontrados na quinta e última edição do *Manual Diagnóstico e Estatístico de Transtornos Mentais*, mais conhecido como DSM-5.

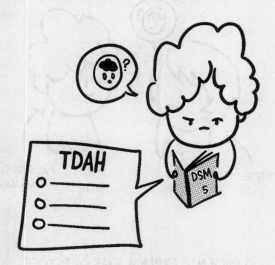

Para realizar o diagnóstico, o profissional precisará investigar se você apresenta a maioria dos sintomas, se eles têm impacto negativo em sua vida e se persistem há alguns meses.

Os sintomas do TDAH

Na maioria dos países, é preciso apresentar pelo menos cinco sintomas de desatenção e cinco de hiperatividade para receber o diagnóstico. Para se certificar de que não é outra condição, os sintomas devem persistir por mais de seis meses. E precisam impactar pelo menos duas áreas de sua vida – por exemplo, seu trabalho e seus relacionamentos.

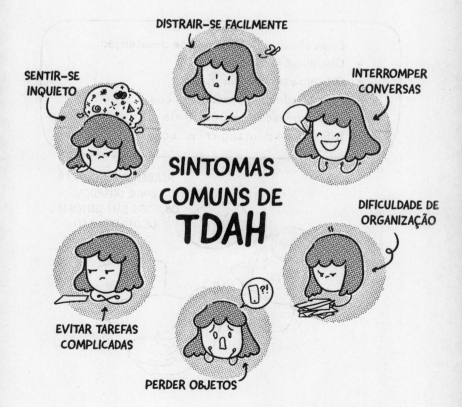

SINTOMAS DE DESATENÇÃO

Experimentar esquecimento e distração — como sempre perder o telefone, as chaves e a carteira, ou perder o foco quando alguém fala com você — é parte fundamental dos sintomas de desatenção. Mas lembre-se de que muitas pessoas com TDAH desenvolvem estratégias para esconder ou compensar esses traços. Por isso, pode ser que você nunca perca seus pertences, por exemplo, mas talvez esteja constantemente conferindo se está com eles, porque tem medo de perdê-los.

Estes são alguns sintomas de desatenção:
- Distrair-se facilmente
- Dificuldade de organização
- Dificuldade para prestar atenção
- Cometer erros com frequência
- Dificuldade para seguir instruções

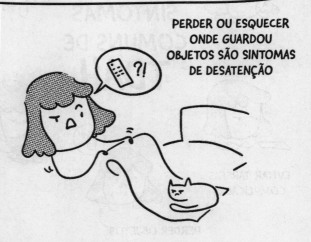

PERDER OU ESQUECER ONDE GUARDOU OBJETOS SÃO SINTOMAS DE DESATENÇÃO

36 O PEQUENO LIVRO DO TDAH

SINTOMAS DE HIPERATIVIDADE/ IMPULSIVIDADE

A hiperatividade característica do TDAH vai muito além de não conseguir ficar sentado por algum tempo. Quando ela é mental, por exemplo, acarreta dificuldade de pegar no sono à noite, por causa dos pensamentos acelerados. Pode ser que você interrompa as pessoas com quem conversa e tenha uma tendência a fazer compras por impulso ou até mexer demais o corpo. Todos esses são sintomas de hiperatividade e impulsividade.

Aqui estão outros sintomas de hiperatividade:
- Mexer as mãos e os pés
- Ficar constantemente agitado
- Dificuldade de relaxar
- Falar bastante e muito rápido
- Interromper os outros

**INTERROMPER AS PESSOAS
É UM SINTOMA DE IMPULSIVIDADE**

37   O DIAGNÓSTICO DE TDAH

SINTOMAS NÃO OFICIAIS

Muitas pessoas com TDAH relatam sintomas que não estão na lista oficial. Apesar de não constarem no critério psiquiátrico, é comum que esses traços façam parte da vida com TDAH. Tais aspectos podem estar relacionados a questões como ter problemas com a percepção do tempo, a dificuldade de lidar com emoções, o forte sentimento de rejeição, a capacidade de focar intensamente em determinados assuntos ou a sensibilidade exacerbada a estímulos sensoriais.

Estes são alguns sintomas não oficiais:
- Dificuldade para dormir
- Ser sensível a barulhos, texturas e alimentos
- Ser muito sensível a críticas e rejeição
- Ter problemas com a percepção do tempo
- Hiperfoco em temas interessantes

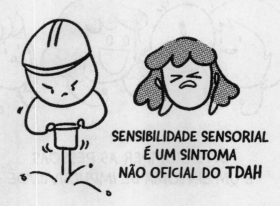

SENSIBILIDADE SENSORIAL É UM SINTOMA NÃO OFICIAL DO TDAH

COMO O TDAH PODE AFETAR AS EMOÇÕES

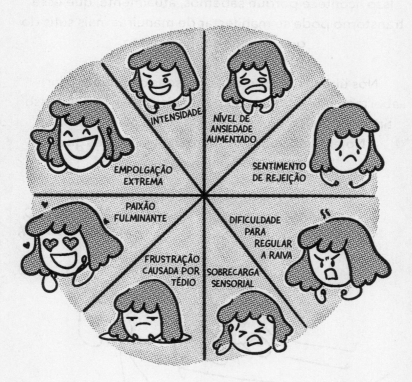

Por que tantas pessoas são diagnosticadas depois de adultas?

Cada vez mais adultos são diagnosticados com TDAH. Isso acontece porque sabemos, atualmente, que esse transtorno pode se manifestar de maneiras mais sutis do que se tinha conhecimento.

Nos últimos anos, muitas pessoas decidiram falar abertamente sobre sua experiência com o TDAH, e isso tirou um pouco do estigma em relação ao transtorno. No entanto, ainda existem muitos fatores que impedem o diagnóstico de adultos.

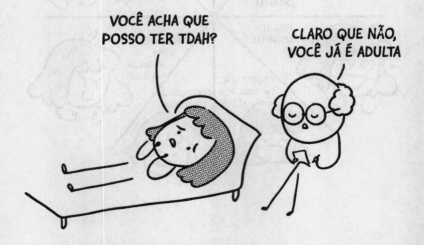

O PREÇO DO DIAGNÓSTICO

Em muitos países, a avaliação feita por um profissional custa muito caro. Quando acrescentamos a isso o fato de que pessoas com TDAH geralmente têm dificuldade de se manter em um emprego e de administrar suas finanças, fica evidente que o alto custo da avaliação é um dos fatores pelos quais alguns adultos com TDAH ainda não têm um diagnóstico.

LONGAS LISTAS DE ESPERA

Mesmo que você viva em um país que conta com um serviço público de saúde, a demanda por avaliações costuma ser tão grande que as listas de espera são absurdamente longas. É comum ouvir relatos de pessoas desses países contando que estão em uma lista de espera de dois anos para serem avaliadas.

MEDO DO DESCASO

Muitos adultos não estão preparados para começar sua jornada avaliativa por temerem ser desconsiderados se falarem sobre a suspeita de TDAH com um profissional da saúde. Infelizmente, isso acontece. Se um profissional afirma que você não tem TDAH mesmo sem ter aplicado uma avaliação adequada, seria bom procurar uma segunda opinião.

Transtornos relacionados

Como os sintomas de TDAH são similares aos de outros transtornos, as pessoas com TDAH costumam ter dificuldade para conseguir o diagnóstico de outra condição, como ansiedade ou depressão. Por exemplo, falta de foco pode ser um sintoma depressivo; comportamento impulsivo, por sua vez, pode ser um traço do Transtorno de Personalidade Borderline (TPB). Se você acha que seu diagnóstico está errado, procure uma segunda opinião ou converse com seus amigos e familiares sobre como está se sentindo.

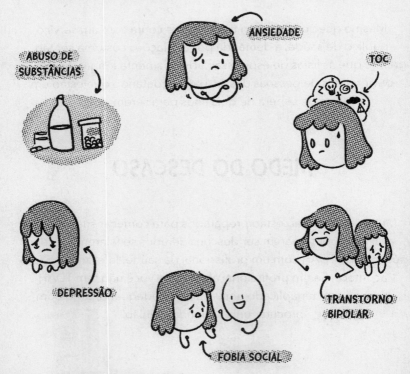

Nem sempre é fácil conseguir o diagnóstico de TDAH. Em partes, pela complexidade do transtorno e pelo quanto ele afeta as pessoas de maneiras diferentes, mas também porque outros transtornos mentais podem camuflar os sintomas de TDAH. Por mais que a conscientização tenha aumentado, ainda há uma visão estereotipada em relação ao transtorno, até mesmo por profissionais da saúde. Espero que isso mude nos próximos anos, de tal modo que aqueles que suspeitarem ter TDAH possam obter rapidamente as respostas de que necessitam. No próximo capítulo, vamos analisar o que fazer quando finalmente as recebemos.

E lembre-se:

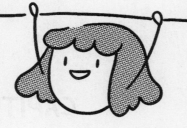

O diagnóstico de TDAH deve ser realizado por um profissional da saúde.

Às vezes, o diagnóstico de TDAH pode estar errado ou ter sido negligenciado, principalmente se você não se encaixa no estereótipo.

Os sintomas de TDAH variam de uma pessoa para a outra.

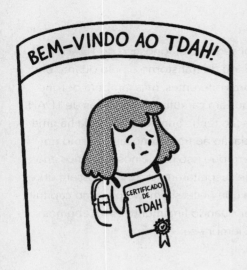

O QUE ACONTECE APÓS O DIAGNÓSTICO DE TDAH?

CAPÍTULO 3

Lidando com as emoções após o diagnóstico de TDAH

É normal sentir um turbilhão de emoções logo depois de receber o diagnóstico. É um grande passo, e muitas pessoas precisam de tempo para regular as emoções. Quando fui diagnosticada, aos 29 anos, senti um alívio instantâneo. Eu finalmente tinha uma resposta para a pergunta que sempre me atormentou: "Qual é o meu problema?" A resposta era que eu não tinha problema nenhum. Eu era apenas diferente.

Mas esse sentimento agradável logo foi substituído por outros, como tristeza, raiva e confusão. Lembro que os meses após o diagnóstico foram complicados. Eu não estava preparada para lidar com tantas emoções intensas e conflitantes.

"MUITAS PESSOAS DUVIDAM DO DIAGNÓSTICO DE TDAH DEPOIS QUE FINALMENTE O RECEBEM. SE ESSE É O SEU CASO, VOCÊ NÃO ESTÁ SOZINHO."

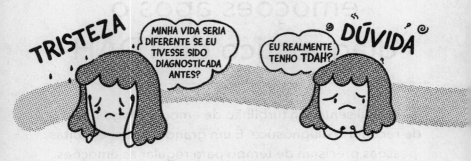

É perfeitamente normal se sentir triste depois de receber o diagnóstico. Fiquei desanimada por algumas semanas após o meu. Dependendo de sua idade, você pode sentir como se tivesse perdido parte da própria vida. Ou achar que teria feito tudo diferente se soubesse antes. Ou, ainda, perceber e refletir sobre como a falta de um diagnóstico impactou sua carreira, vida amorosa e autoestima. Está tudo bem se você se sentir como se estivesse de luto. Não tenha pressa. Peça ajuda se for muita informação para lidar sozinho.

Muitas pessoas procuram uma avaliação por estarem confusas e incertas quanto aos seus sintomas. Infelizmente, mesmo após receber o laudo, algumas ainda duvidam do resultado. Pode ser que se sintam como impostoras ou tenham dificuldade para aceitar. Eu me senti assim por semanas depois de receber meu diagnóstico. Se você também se sente assim, seria bom conversar com alguém sobre isso.
E lembre-se de pedir uma segunda opinião se algo parecer estranho em seu diagnóstico.

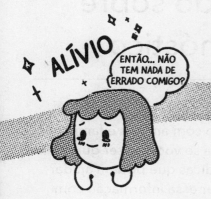
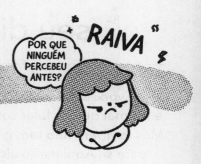

Algumas pessoas sentem como se um peso considerável tivesse sido tirado de seus ombros quando são diagnosticadas. Eu me senti assim quando o psiquiatra me contou o resultado da avaliação. Saí da consulta com um sorriso enorme no rosto. Quando você passa anos se perguntando "Qual é o meu problema?" e não encontra respostas, pode ser um alívio conseguir um rótulo que explique as suas dificuldades. Se você está passando por isso, aproveite, abrace a paz de espírito que essa nova informação lhe concede.

Se está irritado e com raiva, você não está sozinho. As reações emocionais após o diagnóstico podem ser extremas, principalmente se ele for recebido na vida adulta. Eu certamente me senti assim. Você se pergunta por que ninguém percebeu que você tinha um transtorno que demandava apoio. Você fica irado por ter protelado tanto para ser avaliado, achando que perdeu meses e anos preciosos. Essa reação emocional é normal, e você deveria tentar aceitar os sentimentos de raiva à medida em que surgem, pois são justificáveis.

Conversando sobre seu diagnóstico

Se você acabou de receber o diagnóstico de TDAH, é normal querer falar sobre isso com amigos e familiares. Mas também não tem problema se você quiser guardá-lo para si. Aqui estão algumas dicas que podem ajudar você na hora de compartilhar essa informação com outras pessoas:

PRECISO TE CONTAR UMA COISA...

NÃO TENHA PRESSA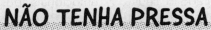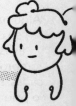

Tudo bem querer conversar sobre suas suspeitas ou mesmo compartilhar a jornada de seu diagnóstico com pessoas próximas a você. Mas não se esqueça de respeitar seu tempo e o caminho que está trilhando. Por outro lado, talvez você prefira, a princípio, manter essa informação em sigilo. Um diagnóstico é algo muito íntimo, e é você quem decide se quer ser discreto quanto a ele ou não.

- Antes de falar sobre seu diagnóstico, tente escrever em um diário. Isso ajudará a processar suas emoções.
- Falar de suas questões com um profissional vai deixar você mais bem preparado para conversar com amigos e familiares.

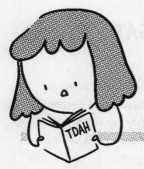

ESTUDE BASTANTE

O TDAH é um transtorno complexo. Quanto mais você aprender sobre ele, mais fácil será explicá-lo em detalhes para os outros. Pode ser que, no momento de concluir o diagnóstico, o profissional da saúde responsável pela avaliação não lhe dê muita informação sobre o transtorno. Eu, por exemplo, não recebi muitas explicações na hora. No entanto, aprender sobre o TDAH após o diagnóstico vai ajudar você com algo importantíssimo: entender a si mesmo.

- Comunidades on-line sobre TDAH oferecem um espaço para você compartilhar sua experiência com outras pessoas e entender como alguns de seus comportamentos estão relacionados ao transtorno.
- Ler livros (como este!) ou ouvir podcasts também são ótimas maneiras de entender as complexidades de seu cérebro.
- Aprender sobre o TDAH vai ajudar você a explicar seus sintomas para amigos e familiares. Além de oferecer algumas ideias de como eles podem apoiar você.

COMO RESPONDER À NEGATIVIDADE

Ao falar sobre seu diagnóstico de TDAH, pode ser que você se depare com reações negativas. É lamentável, mas certas pessoas precisam de mais tempo que outras para compreender. Por outro lado, pode ser uma ótima oportunidade para ensinar sobre o TDAH, mas lembre-se de que talvez algumas pessoas não consigam ou até mesmo não queiram entender sua realidade.

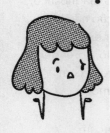

- Pessoas mais velhas podem ter mais dificuldade para compreender o TDAH. É possível que sejam de uma geração na qual não era fácil falar sobre saúde mental. Portanto, antes de conversar sobre o assunto com sua avó ou com outros familiares, esteja preparado para ouvir comentários inusitados. (Pode acreditar, eu mesma passei por isso!)

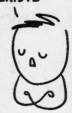

- Se, ao falar sobre o diagnóstico, você tiver que lidar com reações desagradáveis, saiba que não precisa se defender se não quiser. Estar aberto para conversar sobre o diagnóstico também é um modo de promover a conscientização sobre o TDAH. Porém, está tudo bem se não conseguir falar sobre o assunto. Você não precisa gastar energia tentando mudar a opinião de alguém que não está aberto ao diálogo.

Buscando apoio

O diagnóstico é só o início da jornada. Com essa nova informação sobre si mesmo, está na hora de descobrir soluções e adaptações que vão facilitar sua vida.

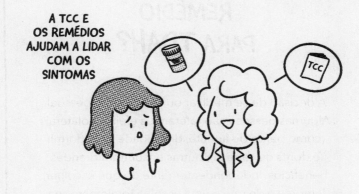

ENCONTRANDO A MELHOR ABORDAGEM PSICOTERAPÊUTICA

O TDAH não tem cura. No entanto, existem inúmeras opções que limitam os impactos negativos dos sintomas. Abordagens psicoterapêutica como a terapia cognitivo-comportamental (TCC), auxiliam na redução da impulsividade e no desenvolvimento da estabilidade emocional. Os remédios também são uma opção interessante; vale a pena dar uma chance. Converse com o profissional que lhe acompanha para encontrar a melhor alternativa para você.

REMÉDIO
PARA TDAH?

A decisão de se medicar ou não é muito pessoal.
Algumas pessoas não toleram os efeitos colaterais
(como perda de apetite, dificuldade para dormir
e dores de cabeça); outras encontram grandes
benefícios. Independentemente do que escolher,
lembre-se de que é uma escolha totalmente sua.
Conheço pessoas que não sentem a necessidade
de tomar remédio e outras que alcançaram êxito
ao utilizá-los. O que precisamos é respeitar as
decisões uns dos outros.

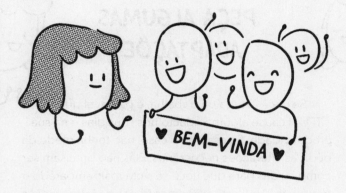

ENCONTRAR UM GRUPO DE PESSOAS COM TDAH VAI DIMINUIR O SENTIMENTO DE SOLIDÃO

FAÇA PARTE DE UM GRUPO DE APOIO

Para quem acabou de descobrir que tem TDAH, há algumas comunidades virtuais que oferecem apoio para aqueles que temem falar sobre o transtorno com os amigos e familiares. Nesses espaços, você também pode ter ideias que vão contribuir na resolução de alguns de seus desafios diários. Acima de tudo, você vai perceber que, por mais diferentes que as pessoas com TDAH sejam, é fácil se identificar com muitos relatos de dificuldades e experiências. Com o tempo, talvez você até faça novos amigos!

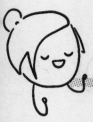

PEÇA ALGUMAS ADAPTAÇÕES

Se você estuda ou trabalha, é provável que o TDAH cause algum impacto nos seus dias e na sua produtividade. Se esse for o caso, não tenha medo de pedir as alterações necessárias. Elas não precisam ser complicadas para que você se sinta mais amparado e produtivo. Aqui estão algumas ideias de intervenções que podem ser úteis:

RECEBER APOIO DE UMA EQUIPE ATENCIOSA

Encontros regulares com colegas de trabalho aumentam o comprometimento.

Usar emojis nas mensagens facilita o entendimento das emoções e evita mal-entendidos.

Ter alguém checando os impactos das intervenções que foram feitas.

TRABALHAR EM UM AMBIENTE ADAPTADO

Ter uma mesa com regulagem de altura.

Poder trabalhar em um ambiente silencioso.

Ter acesso a uma lousa para técnicas de visualização.

COMUNICAÇÃO EFICIENTE

Gravar reuniões em vez de fazer anotações.

Ter tempo para focar sem interrupções (e-mails, mensagens etc.).

Ter instruções escritas, e não apenas orais.

Receber um laudo oficial é o fim da jornada avaliativa (que pode ser bem longa). No entanto, também é o início de uma nova etapa. Seja esse início fácil ou difícil, com o decorrer do tempo, é uma informação que ajudará você a se entender melhor e a lutar por seus interesses. No próximo capítulo, você vai descobrir palavras e expressões que podem ajudar na hora de descrever e compartilhar suas experiências. E lembre-se:

É normal sentir emoções fortes e conflitantes após o diagnóstico de TDAH.

Você pode ou não compartilhar que tem TDAH. A escolha é sua.

Depois de receber o diagnóstico de TDAH, há muitas maneiras de encontrar apoio.

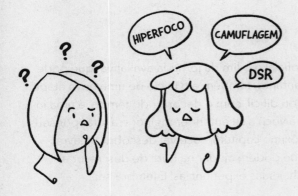

GLOSSÁRIO DO TDAH

CAPÍTULO 4

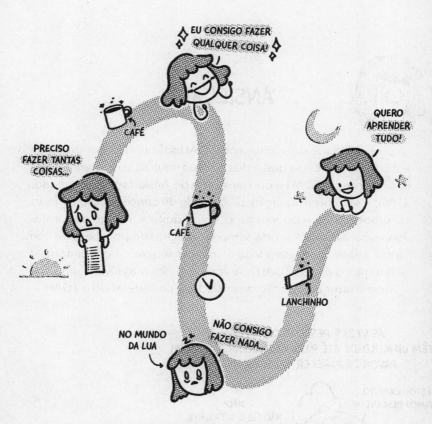

ALTERAÇÕES DE HUMOR

As desregulações emocionais são tão comuns que a rotina das pessoas com TDAH está recheada de alterações de humor. Mesclada com a impulsividade, nossa dificuldade para controlar as emoções nos faz passar por vários estados de espírito diferentes ao longo do dia. Desde nos sentirmos ansiosos pela manhã com nossa lista de afazeres até ter um acesso de empolgação ao conversar com um amigo sobre um novo projeto, e experimentar todos esses sentimentos é muito cansativo. Não é por acaso que você se sente exausto no meio do dia!

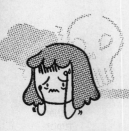

ANSIEDADE

A probabilidade de adultos com TDAH sofrerem com ansiedade é 2,5 vezes maior do que a dos adultos neurotípicos. Geralmente, os sintomas do TDAH e do Transtorno de Ansiedade Generalizada (TAG) – tais como agitação, dificuldade de concentração e medo ou preocupação – podem ser confundidos até mesmo por profissionais da saúde. Você está sempre preocupado porque sofre com a ansiedade, ou a ansiedade é uma consequência dos sintomas não tratados de seu TDAH? Se você tem alguma dúvida, uma boa ideia é fazer a avaliação de ansiedade considerando o TDAH.

ÀS VEZES, PESSOAS COM TDAH TÊM DIFICULDADE ATÉ PARA DESCANSAR, POIS TÊM PAVOR DE PARECER "PREGUIÇOSAS"

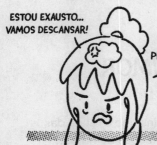

BURNOUT

O burnout é uma experiência comum entre pessoas com TDAH. Pode ser que você use mecanismos compensatórios no trabalho ou tente disfarçar na frente de amigos e familiares para eles não perceberem quando sua mente vaga. Administrar os sintomas não é fácil e pode levar à exaustão e ao burnout. Enfrentar mais um burnout aos 29 anos me fez perceber que havia algo errado, e foi o que me levou a investigar o TDAH.

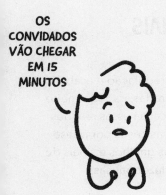
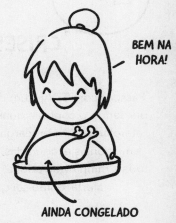

"CEGUEIRA" TEMPORAL

Essa é uma expressão usada para descrever nossa falta de noção de tempo. É comum que as pessoas com TDAH se queixem da dificuldade para gerenciar o tempo. Seu "horizonte temporal" (isto é, sua capacidade de imaginar o futuro) costuma parecer menor do que o dos neurotípicos. E, por causa do hiperfoco, elas também ficam presas em suas "bolhas de interesse" e perdem a noção do tempo, se atrasando para o trabalho por causa de um artigo ou vídeo fascinante, por exemplo.

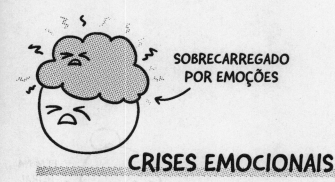

SOBRECARREGADO POR EMOÇÕES

CRISES EMOCIONAIS

Pessoas com TDAH têm dificuldade de autorregulação e acabam perdendo o controle quando se sentem frustradas, iradas e muito atarefadas. A sobrecarga sensorial também causa essas reações emocionais exageradas. Tive vergonha dessas crises por quase toda a minha vida adulta. Hoje, conheço meus gatilhos e sinais de alerta, então sei quando descansar e fazer pausas.

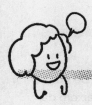

DESCONEXÃO

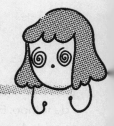

É o sentimento de ir para o mundo da lua, inconsciente aos acontecimentos a sua volta durante uma conversa. Todos já tiveram essa experiência em algum momento, mas as pessoas com TDAH passam por isso várias vezes ao dia. E pode ser um pouco complicado explicar para a pessoa com quem você está conversando que você não ouviu uma palavra do que ela disse nos últimos dois minutos.

60   O PEQUENO LIVRO DO TDAH

DESREGULAÇÃO EMOCIONAL

OUTRAS PESSOAS   **EU**

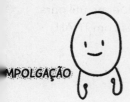
EMPOLGAÇÃO

A desregulação é uma resposta emocional que não se encaixa na gama de opções tradicionalmente aceitas. Apesar de não fazer parte do critério para o diagnóstico oficial, muitos acreditam que esse é um sintoma negligenciado do TDAH.

TRISTEZA

Você costuma ter dificuldade para se acalmar após sentir raiva? Você se empolga "além da conta" quando se interessa por um assunto? Você se entristece com mais facilidade que os outros? Bem, você não está sozinho.

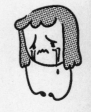

RAIVA

Quando não identificamos a desregulação emocional, costumamos nos fazer perguntas como: "Por que reagi desse jeito?" ou "Por que sou 'exagerada'?".

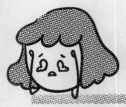

DISFORIA SENSÍVEL À REJEIÇÃO

Disforia Sensível à Rejeição (DSR) um termo usado pela comunidade para descrever o sentimento extremo que algumas pessoas com TDAH enfrentam em relação à possibilidade de rejeição. Para aqueles que têm DSR, experimentar rejeição e crítica pode ser uma dor agoniante. Não é um diagnóstico médico, mas alguns profissionais da saúde o consideram útil para descrever a desregulação emocional em pessoas com TDAH.

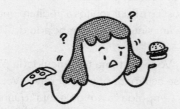

DISFUNÇÃO EXECUTIVA (OU PARALISIA DO TDAH)

O TDAH costuma afetar a capacidade de tomar decisões rapidamente, pois mesmo as menores escolhas (como o que comer no jantar) são um processo complexo que requer diferentes habilidades. É preciso considerar todas as opções, lembrar-se delas e compará-las para tomar uma decisão. Acrescente a pressão dos prazos e fica fácil entender por que nós, com TDAH, "travamos" e achamos quase impossível tomar uma decisão. E é assim que você acaba jantando pasta de amendoim direto do pote.

EXPOSIÇÃO EM EXCESSO

Por causa da impulsividade, várias pessoas com TDAH acabam compartilhando mais informações do que inicialmente pretendiam. Está tudo bem se quiser fazer isso, mas é um comportamento que pode gerar arrependimento e vergonha depois de perceber que você teve dificuldade em administrar a impulsividade. Não é agradável perceber que você está há 15 minutos enchendo o saco do seu chefe ao listar todos os apelidos do seu gato!

FUNÇÕES EXECUTIVAS

As funções executivas nos permitem pensar antes de agir, imaginar situações, resistir às tentações e manter o foco. O TDAH afeta esse funcionamento, e pode ser o motivo pelo qual você não consegue se lembrar de um número de telefone, prestar atenção ou parar de interromper as pessoas. Essas disfunções executivas impactam a vida profissional e pessoal, mas são atenuadas por meio de exercícios e atividades, como jogos de memória e tocar instrumentos musicais.

63 GLOSSÁRIO DO TDAH

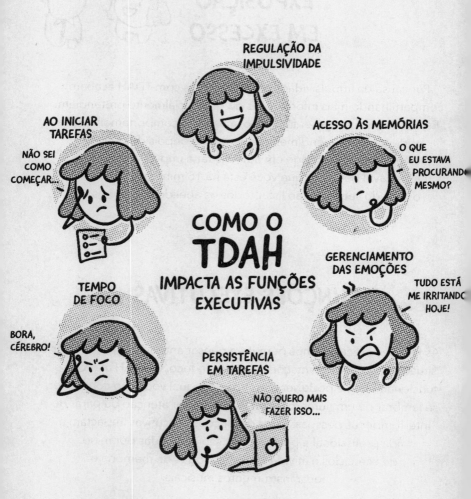

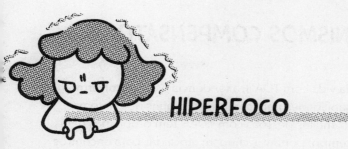

HIPERFOCO

Trata-se de um estado de demasiada atenção. Você parece estar em uma bolha, perde a noção do tempo, não percebe as pessoas a sua volta ou até ignora as próprias necessidades e se esquece de beber água, comer e ir ao banheiro. Obviamente, quando finalmente sai do estado de hiperfoco, você está exausto, faminto e desconfortável!

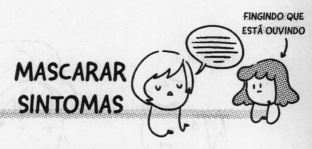

MASCARAR SINTOMAS

Aqueles que crescem com TDAH tendem a camuflar as características do transtorno para parecerem "normais". Esse é um comportamento que varia muito de uma pessoa para outra. Algumas o fazem tão bem (conscientemente ou não) que acabam sendo erroneamente diagnosticadas com outras condições ou seguem sem diagnóstico. Por isso, durante sua avaliação, é importante informar ao avaliador se você tem o costume de adaptar ou camuflar um comportamento.

65 GLOSSÁRIO DO TDAH

MECANISMOS COMPENSATÓRIOS

Ao longo da vida com TDAH, a tendência é desenvolvermos hábitos e habilidades para compensar alguns dos sintomas. Por exemplo, muitas pessoas com TDAH têm problemas para gerenciar o tempo; portanto, chegam atrasadas para encontros com os amigos ou para eventos profissionais. Para evitar isso, alguns de nós desenvolvem o hábito de sempre chegar cedo. Esse é um mecanismo compensatório que gera novos problemas. É possível desenvolver ansiedade rapidamente se você estiver sempre tentando antecipar os problemas causados pelas características do TDAH (como só conseguir enviar um e-mail depois de ter lido pelo menos dez vezes).

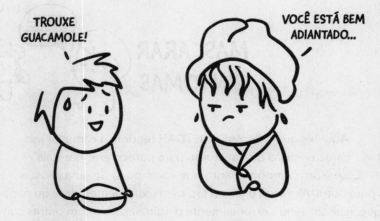

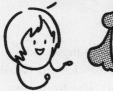  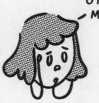

MEMÓRIA DE TRABALHO

Essa é uma habilidade cognitiva que auxilia o cérebro a reter informações temporariamente, como algo que você queria dizer durante uma conversa, ou o local onde estacionou o carro. Para muitas pessoas com TDAH, a memória de trabalho é mais fraca ou menos desenvolvida por conta dos sintomas. É frustrante lidar com isso, pois dependemos do nosso cérebro para prestar atenção e memorizar informações.

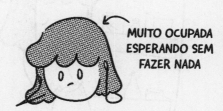

MODO DE ESPERA

As pessoas com TDAH podem se sentir paralisadas quando precisam esperar. Por exemplo, se você tem algo marcado às 3 horas da tarde, é possível que não consiga se concentrar em outra coisa porque a ansiedade gerada pelo compromisso ocupa grande parte de seus pensamentos.

TAXA DO TDAH

Pessoas com TDAH enfrentam uma série de desafios todos os dias. Às vezes, essas dificuldades acabam custando caro. Isso é o que a comunidade chama de "taxa do TDAH", e se traduz em coisas como deixar alimentos estragarem na geladeira, pagar multas por esquecer de devolver os livros à biblioteca ou não conseguir devolver roupas ou itens alugados dentro do prazo. Minha pior experiência foi quando percebi que ainda estava pagando a mensalidade de uma academia anos depois de já ter me mudado para outra cidade.

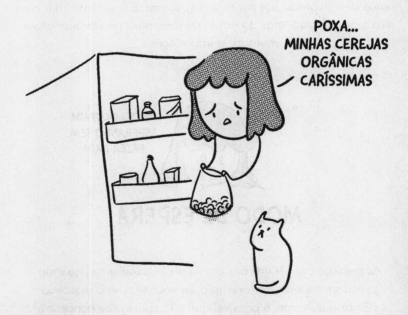

Neste capítulo, abordamos alguns termos básicos usados pela comunidade TDAH para retratar os sintomas do transtorno. Ter acesso às palavras certas para descrever a vida com TDAH é essencial para entendermos e explicarmos nossas dificuldades diárias.

Na próxima parte deste livro, você vai ver como é o dia de uma pessoa com TDAH. Vou mostrar como o funcionamento do nosso cérebro influencia cada aspecto da rotina. E lembre-se:

Conhecer essas expressões prova que você não está sozinho nessa jornada.

Esse glossário não é definitivo, pois a comunidade TDAH está sempre criando maneiras de retratar os desafios que enfrentamos.

PARTE 2

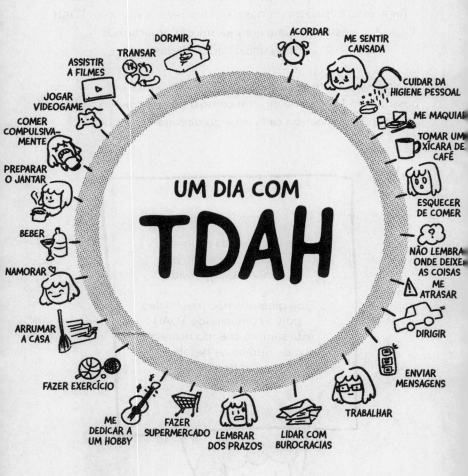

Como é a vida com TDAH? Eu me fiz essa pergunta várias vezes antes e depois de receber o diagnóstico. Conhecia a teoria, mas queria ver exemplos concretos de como o transtorno afetava a rotina diária, a vida real. Desde a hora em que você acorda até o momento em que (com muita dificuldade) adormece, os sintomas de TDAH moldam seu dia. Vamos tentar entender os impactos do transtorno para ajudar você a fazer as pazes consigo mesmo e a encontrar soluções.

UM DIA COM TDAH

Hora de acordar

SOFRER PARA LEVANTAR DA CAMA É UMA EXPERIÊNCIA UNIVERSAL. MAS PODE SER AINDA PIOR PARA AS PESSOAS COM TDAH

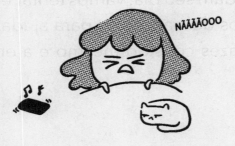

MINHA EXPERIÊNCIA

Tenho dificuldade para levantar de manhã quase todos os dias. Já tentei de tudo, mas preciso de horas para conseguir sair da minha cama quentinha. Como costumo dormir tarde (vamos falar sobre isso mais adiante), preciso de um tempo para sentir que realmente estou acordada. Mas é aí que começa o problema. Para me auxiliar no processo, pego o telefone, o que abre a porta para um número infinito de distrações. Esse é o motivo de eu estar sempre atrasada mesmo quando consigo o milagre de acordar na hora!

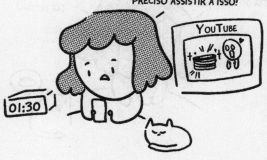

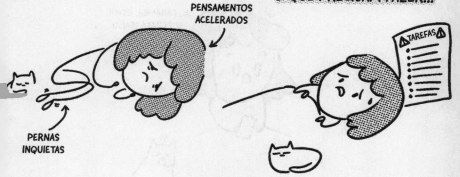

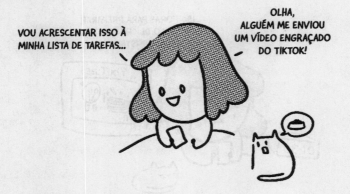

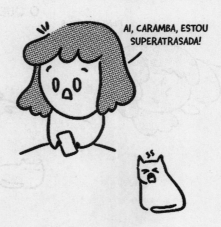

MEUS CONSELHOS

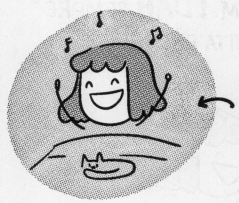

Quando sinto que preciso de motivação extra para sair da cama, coloco uma música animada. Costuma dar certo.

Quando tenho um compromisso importante no dia seguinte, antes de dormir deixo o telefone bem longe da cama, assim não fico tentada a passar horas rolando o feed ao acordar.

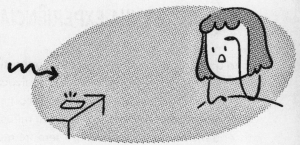

Cansaço permanente

É COMUM ACHAREM QUE PESSOAS COM TDAH SEMPRE TÊM MUITA ENERGIA...

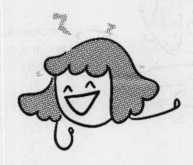

MINHA EXPERIÊNCIA

Acho que a hiperatividade é uma característica do TDAH que pode, às vezes, levar a interpretações equivocadas. Com certeza sou hiperativa (ao menos a nível psíquico!), mas também sou hipercansada. É exaustivo lidar com meus sintomas e as consequências deles. Como estou sempre me esforçando para lembrar de várias coisas e dar conta de todas as minhas tarefas, acabo não tendo energia para fazer o que gosto.

MAS SABIA QUE MUITAS PESSOAS COM TDAH NA VERDADE SE SENTEM CANSADAS O TEMPO TODO?

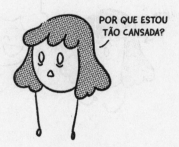

ESSE CANSAÇO PODE SER CONSEQUÊNCIA DA...

...OU DA DIFICULDADE PARA DORMIR QUE O TDAH COSTUMA CAUSAR...

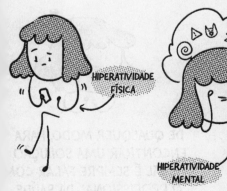

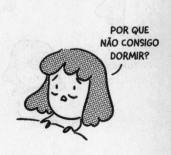

...OU PODE SER POR CAUSA DAS SOBRECARGAS SENSORIAIS

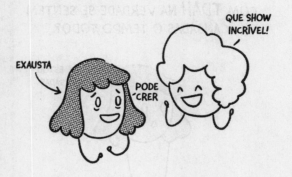

...OU DAS COMORBIDADES COMUMENTE ASSOCIADAS AO TDAH...

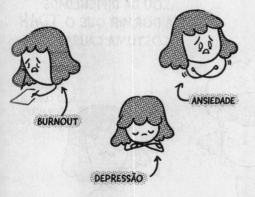

SE VOCÊ TEM **TDAH** E ESTÁ SEMPRE CANSADO, PODE SER POR DIFERENTES MOTIVOS...

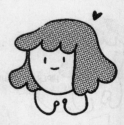

DE QUALQUER MODO, PARA ENCONTRAR UMA SOLUÇÃO, O IDEAL É SEMPRE FALAR COM O PROFISSIONAL DA SAÚDE QUE O ACOMPANHA

MEUS CONSELHOS

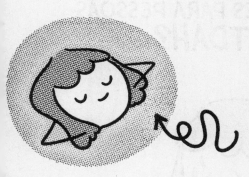

Estou me esforçando para levar o descanso mais a sério. Como geralmente acontece com quem tem TDAH, posso acabar me esquecendo de relaxar e espairecer. Tenho um pouco de dificuldade com práticas de mindfulness e meditação, mas amo atividades simples como tomar um banho ou escutar uma música relaxante.

Sentir-se extremamente cansado o tempo todo não é normal. Se você suspeita que está com algum problema, consulte um médico. Passei por isso uma vez e fiquei feliz de ter sido responsável por minha saúde ao fazer o tratamento indicado para as questões que estava enfrentando.

Higiene pessoal

VOCÊ SABIA QUE OS HÁBITOS DE HIGIENE PESSOAL PODEM SER DESAFIADORES PARA PESSOAS COM TDAH?

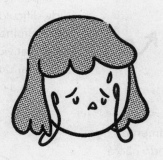

MINHA EXPERIÊNCIA

Antes do diagnóstico, eu jamais teria imaginado que o TDAH era o responsável por algumas das batalhas que travei com minha higiene pessoal. Esses desafios são invisíveis para os outros, mas me deixaram muito envergonhada ao longo da vida. Por exemplo, frequentemente esqueço de escovar os dentes e já fiquei muitas vezes sem ter o que vestir porque esqueci de estender as roupas que coloquei para lavar no dia anterior.

ISSO ACONTECE PORQUE NOSSA CAPACIDADE DE MANTER UMA BOA HIGIENE PESSOAL PODE SER AFETADA PELOS SINTOMAS DE TDAH...

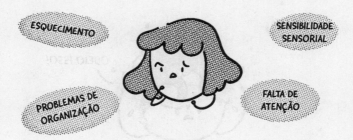

ESQUECIMENTO

SENSIBILIDADE SENSORIAL

PROBLEMAS DE ORGANIZAÇÃO

FALTA DE ATENÇÃO

COMO A DIFICULDADE PARA PLANEJAR QUANDO LAVAR OS CABELOS...

...OU NÃO PERCEBER QUE VESTIU UMA ROUPA QUE NÃO ESTÁ TÃO LIMPA...

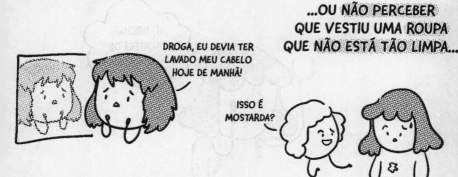

DROGA, EU DEVIA TER LAVADO MEU CABELO HOJE DE MANHÃ!

ISSO É MOSTARDA?

O DESAFIO DE TOMAR BANHO POR CAUSA DA SENSIBILIDADE SENSORIAL...

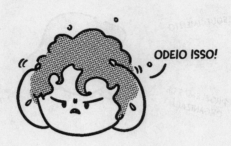

...OU ACABAR ESQUECENDO DE ESCOVAR OS DENTES

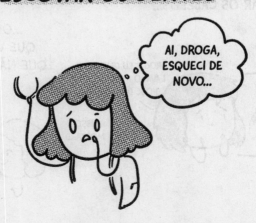

MEUS CONSELHOS

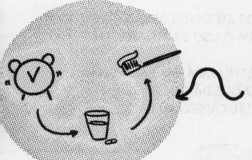

Sempre agrupo as atividades como acordar, tomar remédios e escovar os dentes para não esquecer de fazê-las pela manhã. Vamos falar mais sobre agrupar hábitos na próxima parte deste livro.

Detesto a sensação de lavar o cabelo, então é uma coisa que costumo procrastinar. Por isso, para mim, é essencial ter xampu a seco sempre à mão.

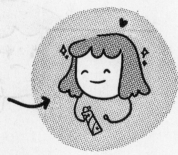

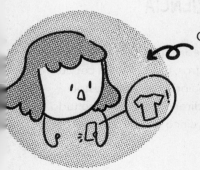

Coloco um alarme no celular assim que inicio o ciclo da máquina de lavar. Se eu não fizer isso, com certeza vou esquecer dessas roupas e as encontrarei úmidas da próxima vez que precisar usar a máquina!

Maquiagem

O TDAH AFETA TODOS OS ASPECTOS DA VIDA, INCLUSIVE SUA RELAÇÃO COM O USO DA MAQUIAGEM

TIPO, ESTAR SUPERATRASADA, MAS ACREDITAR DE TODO CORAÇÃO QUE DÁ TEMPO DE FAZER UMA MAKE CAPRICHADA

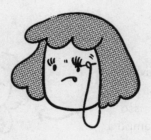

MINHA EXPERIÊNCIA

Há dias em que amo me maquiar e dedico um bom tempo a isso (apesar de já estar atrasada); em outros, fico satisfeita com um hidratante labial e só. Mas, na maioria das vezes, estou atrasada demais para me maquiar direito, então só taco tudo na cara e fico pronta em cinco minutos.

FICAR FISSURADA EM TUTORIAIS DE
MAQUIAGEM ALEATÓRIOS POR HORAS...

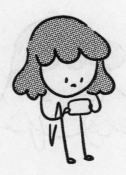

BAGUNÇAR TUDO QUANDO
ESTOU ME ARRUMANDO...

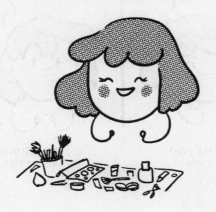

ESTRAGAR A MAQUIAGEM SIMPLESMENTE POR NÃO CONSEGUIR PARAR DE TOCAR E ESFREGAR O ROSTO...

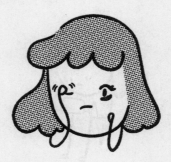

OU TER APENAS DOIS ESTILOS DE MAQUIAGEM...

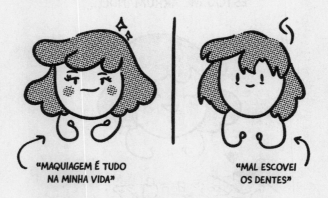

"MAQUIAGEM É TUDO NA MINHA VIDA"

"MAL ESCOVEI OS DENTES"

MEUS CONSELHOS

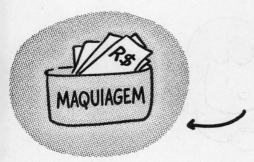

Maquiagem é um dos itens que mais costumo comprar por impulso. Em vez de evitar gastar dinheiro com isso, tento estabelecer uma quantia realista em meu orçamento mensal para me divertir sem me frustrar demais.

Para não perder a noção do tempo quando estou me arrumando, cronometrei minha rotina de maquiagem "casual"; então, já sei quanto vou demorar para estar totalmente pronta para o dia.

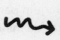
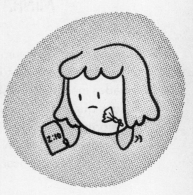

Cafeína

VOCÊ SABIA QUE O CAFÉ PODE TER UM EFEITO DIFERENTE EM PESSOAS COM TDAH?

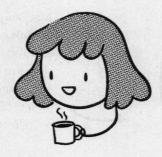

MINHA EXPERIÊNCIA

Tenho uma relação de amor e ódio com o café. A cafeína me faz ser produtiva e me dá coragem para começar algumas das atividades mais assustadoras da minha lista de tarefas. Porém, em grandes quantidades, ela acentua minha hiperatividade mental, transformando-a em ansiedade. Usei o café e o chá como automedicação estimulante por anos, e hoje em dia é complicado ficar sem cafeína.

ALGUMAS PESSOAS COM **TDAH** EVITAM O CAFÉ A TODO CUSTO, POIS PODE AGRAVAR A HIPERATIVIDADE...

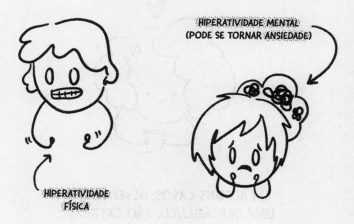

HIPERATIVIDADE MENTAL (PODE SE TORNAR ANSIEDADE)

HIPERATIVIDADE FÍSICA

PARA OUTRAS, PORÉM, O CAFÉ TEM O EFEITO OPOSTO E AJUDA A RELAXAR...

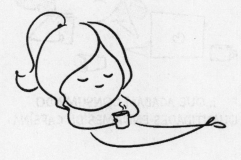

VÁRIOS ADULTOS QUE NÃO SABEM QUE TÊM **TDAH** CONTAM COM OS EFEITOS DO CAFÉ PARA CONSEGUIR SE CONCENTRAR

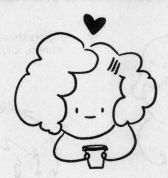

EM ALGUNS CASOS, DESENVOLVEM UMA DEPENDÊNCIA TÃO EXTREMA...

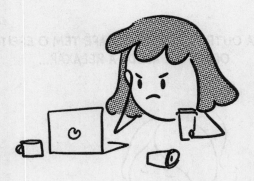

...QUE ACABAM CONSUMINDO QUANTIDADES ENORMES DE CAFEÍNA

MEUS CONSELHOS

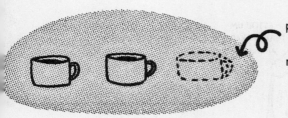

Para mim, foi fácil diminuir o consumo de cafeína quando percebi o quanto a qualidade do meu sono e minha saúde mental melhoraram como um todo. Mesmo uma xícara a menos por dia ou substituir por um descafeinado depois do almoço já causa um impacto significativo!

Quando percebo que preciso maneirar no café, tento substituí-lo por bebidas com menos cafeína, como chá verde ou chocolate quente; além disso, como chocolate amargo ou nibs de cacau para uma dose extra de cafeína.

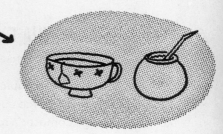

Esquecer de comer

É BEM COMUM QUE PESSOAS COM TDAH SE ESQUEÇAM DE COMER

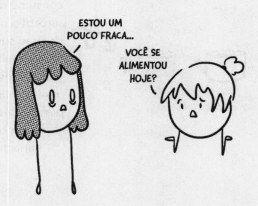

MINHA EXPERIÊNCIA

Eu esqueço de me alimentar com certa frequência. Às vezes, hiperfoco em algo e perco completamente a noção do tempo até minha barriga começar a roncar escandalosamente (sempre acontece durante reuniões de trabalho!). Às vezes, o dia está tão caótico que não encontro uma brecha para comer. A questão é que, quando isso acontece, alguns traços do meu TDAH – como a desconexão – pioram. Por esse motivo, hoje priorizo fazer ao menos duas refeições decentes por dia.

ÀS VEZES O HIPERFOCO É TÃO INTENSO QUE SIMPLESMENTE NOS ESQUECEMOS DE TODO O RESTO

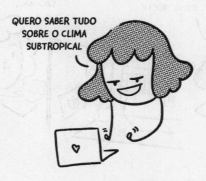

NOSSA FALTA DE ORGANIZAÇÃO TAMBÉM DIFICULTA UMA ALIMENTAÇÃO REGULAR...

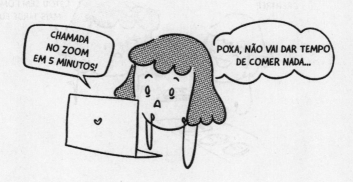

NOSSA DIFICULDADE PARA GERENCIAR O TEMPO ATRAPALHA TUDO E PODE NOS FAZER PERDER OS HORÁRIOS DAS REFEIÇÕES

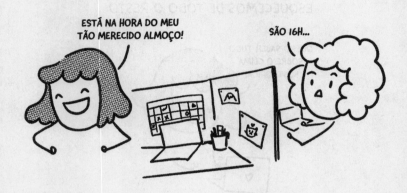

E OS REMÉDIOS PARA TDAH COSTUMAM REDUZIR O APETITE...

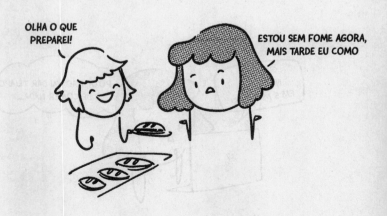

MEUS CONSELHOS

Pode parecer estranho, mas às vezes programo lembretes no meu celular dizendo apenas: "Não se esqueça de comer."

Já aceitei que, para estar sempre alimentada, frequentemente tenho que escolher o que é conveniente. Um sanduíche de queijo no almoço não ganharia o selo Pinterest de qualidade, mas se é a única refeição que consigo preparar, fico satisfeita!

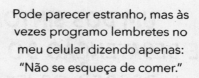

Quando percebi que meus hábitos alimentares estavam uma bagunça, fui a uma nutricionista, que me ajudou prescrevendo um plano alimentar com base nas minhas necessidades.

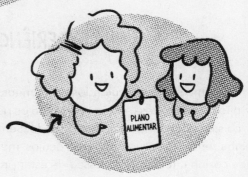

Perder as coisas

UM DOS SINTOMAS DE DESATENÇÃO DO TDAH É PERDER OBJETOS...

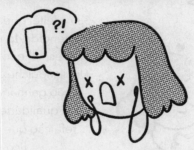

MINHA EXPERIÊNCIA

Costumo ser muito cuidadosa com meus pertences quando não estou em casa, então raramente os perco. Mas coloco as coisas no lugar errado o tempo todo. Sempre gasto horas da minha semana procurando meus óculos, meu telefone e utensílios de cozinha. Tenho a impressão de estar procurando por algo o tempo todo. É exaustivo, principalmente quando você percebe que passou a última meia hora procurando por um telefone que já estava na sua mão!

...POR ISSO, ALGUMAS PESSOAS COM **TDAH** COMPENSAM ESSE TRAÇO SENDO MUITO CUIDADOSAS COM SEUS PERTENCES

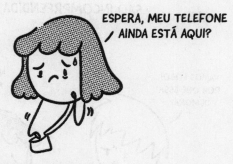

MAS ISSO NÃO QUER DIZER QUE ELAS NÃO SOFRAM POR SEMPRE ESQUECEREM ONDE COLOCARAM AS COISAS

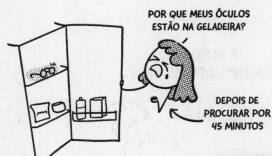

ALGUMAS PESSOAS COM **TDAH** PASSAM VÁRIAS HORAS POR DIA PROCURANDO POR OBJETOS

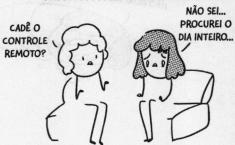

...SOBRETUDO QUANDO SÃO INCOMPREENDIDAS...

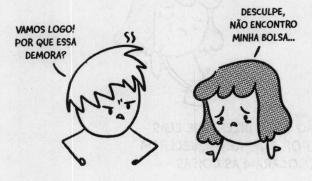

É ALGO MENTALMENTE DESGASTANTE...

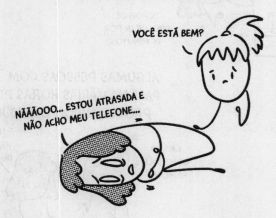

MEUS CONSELHOS

Comprei um chaveiro magnético para pendurar na porta de casa e não tenho palavras para descrever minha felicidade! Designar um lugar específico para cada item certamente me ajuda a perdê-los com menos frequência.

Sou ótima em perder as coisas e péssima para achá-las. Por isso, ao procurar, sempre vasculho um cômodo por vez para economizar tempo.

Ganhei de presente tags rastreadoras, porque a pessoa que me deu sabia que vivo perdendo as coisas. Uso uma delas no estojo dos meus fones sem fio, e está dando supercerto!

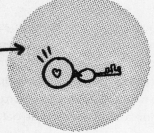

99   UM DIA COM TDAH

Atrasos

PARA MUITAS PESSOAS COM TDAH, NÃO É FÁCIL SER PONTUAL

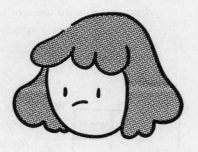

MINHA EXPERIÊNCIA

Eu nunca chego na hora. Quase sempre estou muito adiantada ou muito atrasada. Quando tenho medo de chegar tarde em um compromisso, saio de casa bem mais cedo do que deveria e faço um cálculo exagerado do tempo de deslocamento. Quando me atraso muito, geralmente é porque estou fazendo algo interessante (tipo assistir a vídeos de gatos fofos no TikTok) e acabo me esquecendo completamente do horário até cinco minutos antes do compromisso.

QUANDO VOCÊ SE ATRASA POR FALTA DE NOÇÃO DE TEMPO

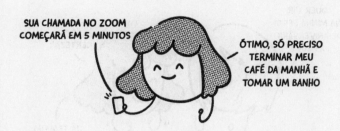

SUA CHAMADA NO ZOOM COMEÇARÁ EM 5 MINUTOS

ÓTIMO, SÓ PRECISO TERMINAR MEU CAFÉ DA MANHÃ E TOMAR UM BANHO

QUANDO VOCÊ CHEGA MUITO CEDO PORQUE ESTAVA COM MEDO DE ACABAR SE ATRASANDO...

QUANDO VOCÊ SE ATRASA PORQUE SE DISTRAIU...

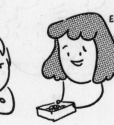

ESTOU ESPERANDO HÁ 30 MINUTOS

DESCULPE, EU ESTAVA FAZENDO BISCOITOS...

QUANDO VOCÊ SE ATRASA PORQUE ACEITOU UM CONVITE POR IMPULSO...

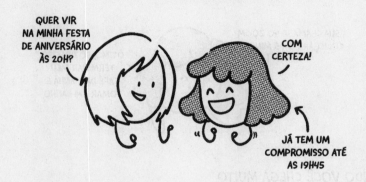

QUANDO VOCÊ SE ATRASA PORQUE ESQUECEU DE UM COMPROMISSO...

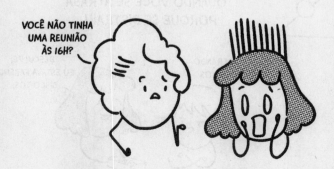

MEUS CONSELHOS

Cerca de uma ou duas horas antes de reuniões ou outros compromissos importantes, tento limitar as distrações, como redes sociais ou programas de TV viciantes. Existem momentos mais adequados para começar a assistir a uma série compulsivamente!

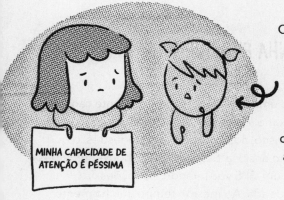

MINHA CAPACIDADE DE ATENÇÃO É PÉSSIMA

Quando chego atrasada, peço desculpas, mas também explico por que me atrasei. Não digo que fiquei presa no labirinto que chamamos de internet, obcecada pela cronologia do macarrão, mas admito que a falta de noção de tempo é uma questão para mim.

Dirigir

ALGUNS TRAÇOS DO TDAH, COMO A DISTRAÇÃO, A DESATENÇÃO E A IMPULSIVIDADE, INFLUENCIAM COMO VOCÊ DIRIGE

MINHA EXPERIÊNCIA

Para mim, dirigir é tanto uma experiência absurdamente cansativa quanto um prazer genuíno. Ao dirigir pela cidade, preciso estar atenta às placas de trânsito, aos ciclistas e aos pedestres, o que acaba me deixando muito ansiosa. Se, além disso, houver uma pessoa no carona ou um GPS vociferando instruções, fico completamente atordoada. Ao mesmo tempo, minha mente impulsiva considera que dirigir em alta velocidade (com segurança) em uma autoestrada vazia é uma das atividades mais agradáveis do mundo.

...PARA NÓS, PRESTAR ATENÇÃO NAS PLACAS DE TRÂNSITO PODE SER UM DESAFIO

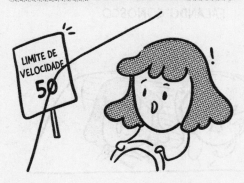

FÁCIL SE DISTRAIR, PRINCIPALMENTE EM VIAGENS LONGAS...

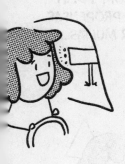

...NOSSA DIFICULDADE PARA REGULAR AS EMOÇÕES PODE RESULTAR EM AGRESSIVIDADE NO TRÂNSITO...

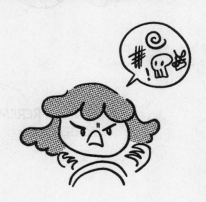

...É DIFÍCIL SE CONCENTRAR NA ESTRADA QUANDO ALGUÉM ESTÁ FALANDO CONOSCO

PESSOAS COM **TDAH** ESTÃO MAIS PROPENSAS A RECEBER MULTAS...

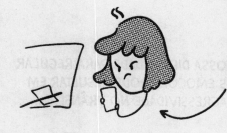

...E ATÉ A SOFREREM ACIDENTES.

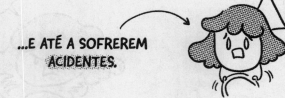

MEUS CONSELHOS

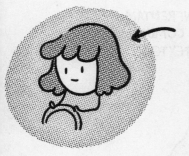

Tento reduzir todas as distrações quando estou dirigindo. Deixo meu telefone, lanches e qualquer outra coisa interessante longe do meu alcance para conseguir manter o foco na estrada.

Desde que fui diagnosticada com TDAH, não hesito em dizer a quem quer que esteja comigo que às vezes preciso de silêncio para prestar atenção no trânsito.

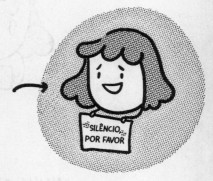

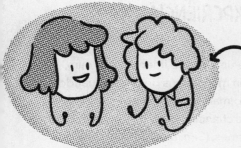

Fiz terapia para lidar com a ansiedade que sentia ao dirigir. Os exercícios da TCC foram muito eficazes e contribuíram para que eu me sentisse mais confiante ao volante.

Mensagens de texto

PESSOAS COM TDAH ENFRENTAM DIVERSOS DESAFIOS AO SE COMUNICAR POR MENSAGENS DE TEXTO...

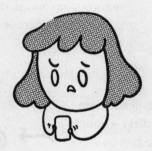

MINHA EXPERIÊNCIA

A comunicação, em geral, é um desafio imenso para mim, principalmente se for feita via mensagens de texto. Quando as recebo, tento responder o mais rápido possível, porque, se não fizer isso, sei que as chances de eu me esquecer completamente são enormes. (Sim, mesmo com uma notificação em vermelho-vivo no telefone!)

É COMUM NOS ESQUECERMOS DE RESPONDER E, SEM QUERER, DAR UM PERDIDO NA PESSOA POR SEMANAS...

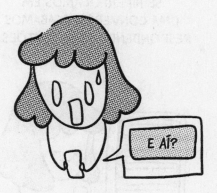

O SENTIMENTO DE REJEIÇÃO PODE SURGIR POR CAUSA DE UMA SIMPLES MENSAGEM...

ÀS VEZES PREFERIMOS PARAR O QUE ESTIVERMOS FAZENDO PARA RESPONDER IMEDIATAMENTE E EVITAR QUE A MENSAGEM CAIA NO ESQUECIMENTO...

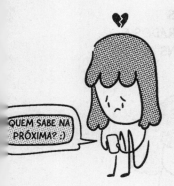

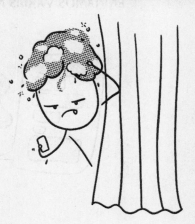

SE HIPERFOCAMOS EM UMA CONVERSA, ACABAMOS RESPONDENDO COM TEXTÕES...

OU SOMOS GUIADOS POR PENSAMENTOS ACELERADOS E ENVIAMOS VÁRIAS MENSAGENS CURTAS

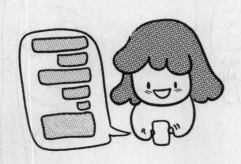

MEUS CONSELHOS

Quando esqueço de responder uma mensagem, tento ser sincera com a pessoa. Desde que recebi o diagnóstico, busco explicar minhas questões. Sempre me surpreendo com o quanto as pessoas são compreensivas quando digo a verdade.

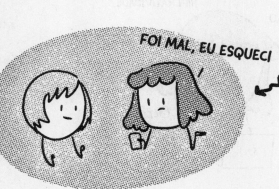

Quando estou ocupada demais para responder na hora, envio algo como "Recebi sua mensagem. Vou responder assim que possível" e programo um lembrete.

Para me certificar de que não esqueci de responder uma mensagem, separo alguns minutos toda noite para revisar todas as conversas. Quando não quero responder de imediato, programo um lembrete para o dia seguinte.

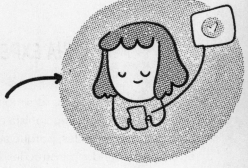

Trabalhar

OS SINTOMAS DE TDAH AFETAM TODAS AS ÁREAS DA VIDA, INCLUSIVE O TRABALHO

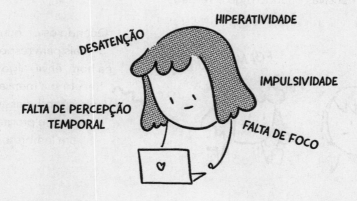

MINHA EXPERIÊNCIA

Já tive muitos empregos, e os sintomas do TDAH tiveram impacto em todos eles. Como recepcionista de um hotel, tinha pavor de dar instruções aos hóspedes, porque achava confuso, mesmo sendo eu a pessoa dando as instruções. Como copywriter freelance, costumava ter problemas com meus clientes porque cometia muitos erros.

SOFREMOS PARA CONSEGUIR NOS MANTER ORGANIZADOS

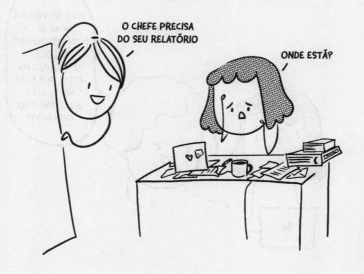

TAREFAS REPETITIVAS PODEM SER MUITO ENTEDIANTES

FICAMOS CONFUSOS COM INSTRUÇÕES VERBAIS...

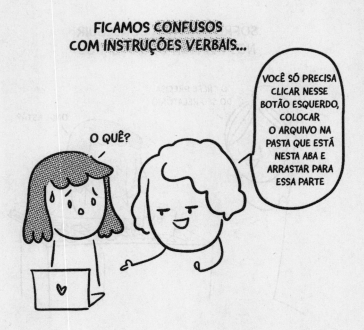

POR OUTRO LADO, FICAMOS EMPOLGADOS COM NOVOS PROJETOS

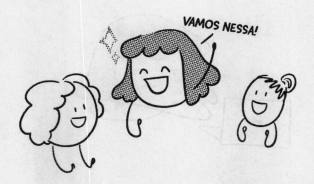

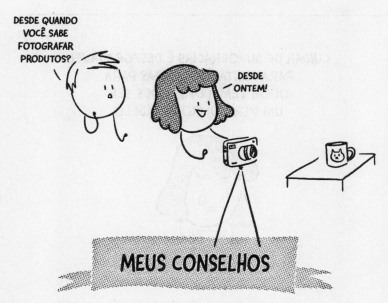

MEUS CONSELHOS

Mesmo antes de receber o diagnóstico, eu tinha o costume de pedir adaptações sem perceber que estava tentando compensar os sintomas do TDAH, como pedir instruções escritas para tarefas muito importantes, por exemplo.

Virar copywriter freelance e, depois, criadora de conteúdo foi uma das melhores decisões que já tomei. Apesar de ser meio estressante, consigo aproveitar melhor meus momentos de explosão de motivação e inspiração e ainda ter tempo para outras atividades.

Burocracias

CUIDAR DE BUROCRACIAS É DESAGRADÁVEL PARA MUITA GENTE, MAS PARA QUEM TEM TDAH PODE SER UM VERDADEIRO PESADELO

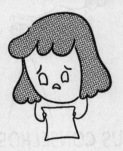

MINHA EXPERIÊNCIA

Detesto lidar com qualquer tipo de burocracia. Sempre detestei. Não abro correspondências, espero até o último segundo para pagar os boletos e fico desorientada quando preciso realizar tarefas administravas. Tudo isso é absolutamente sufocante, e eu estaria mentindo se dissesse que nunca chorei de frustração ao tentar preencher um formulário.

A MANEIRA QUE PESSOAS COM **TDAH** LIDAM COM TAREFAS BUROCRÁTICAS PODE SER PERCEBIDA... NA MONTANHA DE CORRESPONDÊNCIAS QUE NEM FORAM ABERTAS...

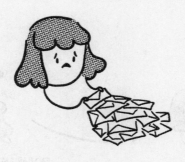

...NA DIFICULDADE PARA REALIZAR TAREFAS ADMINISTRATIVAS NA INTERNET...

...NOS BOLETOS ESQUECIDOS (MESMO QUANDO VOCÊ TEM DINHEIRO PARA PAGÁ-LOS)...

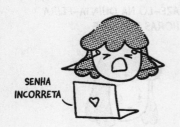

SENHA INCORRETA

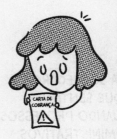

CARTA DE COBRANÇA

QUANDO CAÍMOS NO CICLO DE ESQUIVA DAS ATIVIDADES ADMINISTRATIVAS...

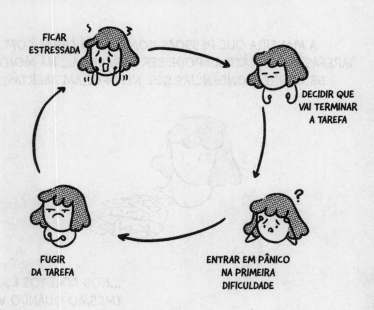

É FÁCIL, VOCÊ SÓ PRECISA ENTRAR NA SUA CONTA VIRTUAL, BAIXAR O FORMULÁRIO, IMPRIMI-LO, PREENCHÊ-LO E TRAZÊ-LO NA QUINTA-FEIRA DE 2 ÀS 4 HORAS DA TARDE

NA SOBRECARGA QUE SENTIMOS EFETUANDO PROCESSOS ADMINISTRATIVOS "SIMPLES"...

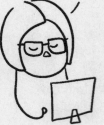
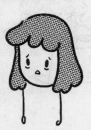

MEUS CONSELHOS

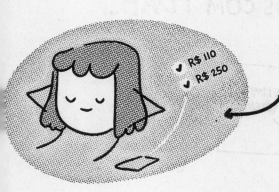

Um dia, depois de pagar mais uma conta com multa por atraso, decidi colocar todas as minhas contas em débito automático. Foi um pouco demorado, mas agora sei que tudo é pago sem que eu precise me preocupar.

Costumo pedir ajuda quando sinto que não vou conseguir fazer algo sozinha. Ter o apoio de um amigo para declarar o imposto de renda ou preencher um formulário de locação de imóvel torna tudo mais fácil.

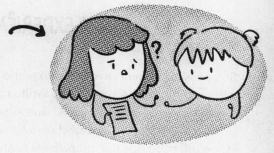

Prazos

CUMPRIR PRAZOS PODE SER UMA TAREFA DESAFIADORA PARA CÉREBROS COM TDAH...

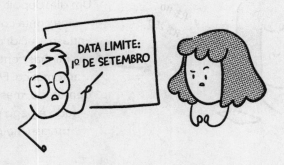

MINHA EXPERIÊNCIA

Sou péssima com prazos. Quando tenho um prazo maior do que alguns poucos dias, parece que tenho todo o tempo do mundo para terminar aquela tarefa. O que, obviamente, me leva a só perceber que não fiz a tarefa em cima da hora da entrega.
Esse é um traço que me atrapalhava bastante na vida profissional.

NOSSA PERCEPÇÃO DO TEMPO É DIFERENTE, ENTÃO GERALMENTE...

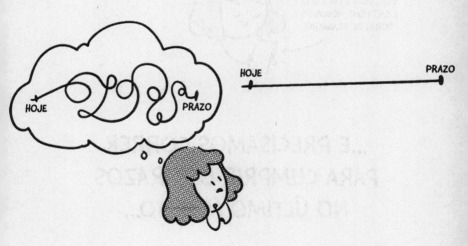

...TEMOS DIFICULDADE DE PLANEJAR UM CRONOGRAMA...

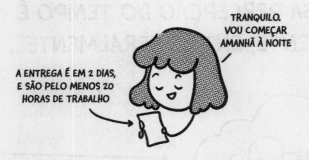

...E PRECISAMOS CORRER PARA CUMPRIR OS PRAZOS NO ÚLTIMO MINUTO...

MEUS CONSELHOS

Sempre divido meu trabalho em tarefas menores e mais práticas. Por exemplo, se preciso escrever um e-mail, mas não consigo começar, estabeleço o objetivo de primeiro apenas preencher o assunto do e-mail. Isso facilita o ato de iniciar tarefas e me ajuda a respeitar os prazos.

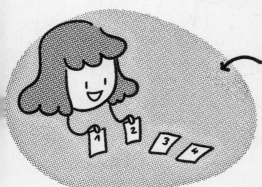

Quando preciso cumprir um prazo, crio uma ferramenta de monitoramento visual. Algo simples (como escrever as etapas em um papel ou preencher uma tabela em um quadro branco), mas que contribua na minha percepção de progresso.

Separar as tarefas em etapas menores sempre me anima a dar o primeiro passo quando sinto que estou sobrecarregada com tudo que ainda preciso fazer. Falarei mais sobre isso na última parte deste livro.

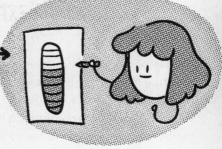

Fazer supermercado

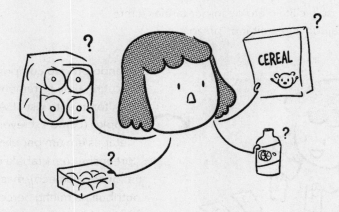

PODE SER DIFÍCIL LEMBRAR O QUE VOCÊ PRECISA COMPRAR PORQUE NÃO FEZ UMA LISTA...

MINHA EXPERIÊNCIA

Fazer compras de supermercado é uma das tarefas cotidianas em que mais me sinto afetada pelos sintomas do TDAH. Mesmo quando faço uma lista, frequentemente me distraio e esqueço itens importantes. Acabo comprando lançamentos de produtos sofisticados e desnecessários e passo horas andando pelos corredores, procurando por itens mesmo quando estão bem na minha cara.

...OU PORQUE NÃO LEMBROU DE LEVAR A LISTA

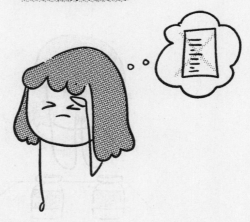

VOCÊ PODE FICAR SOBRECARREGADO COM OS INÚMEROS ESTÍMULOS SENSORIAIS...

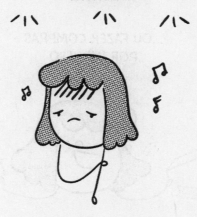

...PODE TER DIFICULDADE PARA ESCOLHER O QUE LEVAR...

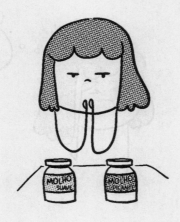

...OU FAZER COMPRAS POR IMPULSO

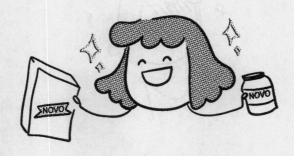

MEUS CONSELHOS

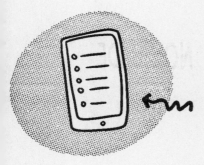

Fiquei muito mais eficiente em fazer compras depois que passei a usar o celular para isso. Fiz uma checklist de tudo o que costumo comprar e a utilizo todas as vezes que vou ao mercado. Sempre acrescento itens, então ela está cada vez melhor e mais detalhada.

Receber as compras em casa é essencial para mim. Eu costumava me sentir mal por não ir pessoalmente ao mercado, mas essa adaptação me ajuda a não esquecer o que preciso e a organizar melhor a casa.

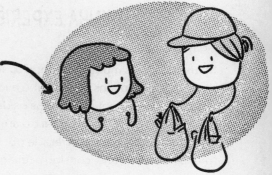

Hobbies

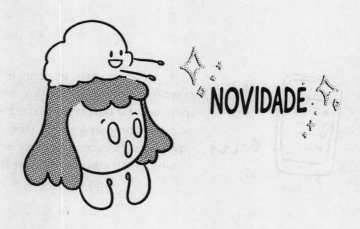

MINHA EXPERIÊNCIA

Meus interesses mudam o tempo todo. Certa vez, vi um vídeo aleatório sobre patins no YouTube e logo em seguida comprei um par pela internet. Usei todos os dias por duas semanas, e, desde então, nunca mais os tirei do armário. Quando eu era mais nova, costumava me sentir arrasada por ser tão "inconsistente" com meus hobbies. Hoje, consigo aceitar melhor, porque sei que é um traço recorrente em quem tem TDAH.

É POR ISSO QUE MUITAS PESSOAS COM **TDAH** ESTÃO SEMPRE SE INTERESSANDO POR NOVOS HOBBIES

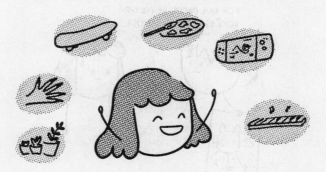

PORÉM, COMO NOSSO CÉREBRO É PROPENSO AO TÉDIO... NÓS TAMBÉM COSTUMAMOS PERDER O INTERESSE MUITO RÁPIDO

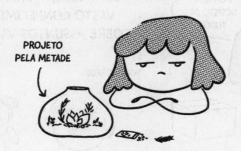

PROJETO PELA METADE

AS PESSOAS COSTUMAM CRITICAR ESSE COMPORTAMENTO

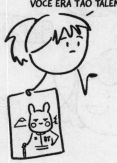
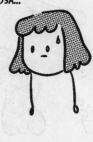

E ESSAS CRÍTICAS PODEM GERAR CONSTRANGIMENTO

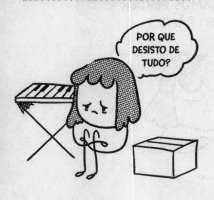

MAS ESSA CARACTERÍSTICA É JUSTAMENTE O QUE FAZ COM QUE MUITAS PESSOAS COM TDAH TENHAM UM VASTO CONHECIMENTO SOBRE ASSUNTOS VARIADOS

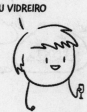

MEUS CONSELHOS

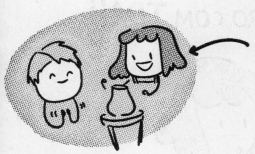

Quando me interesso por um novo hobby, procuro participar de um clube ou fazer um curso relacionado. Isso aumenta meu comprometimento e a probabilidade de não desistir em pouco tempo.

Se perco o interesse em um hobby, vendo ou doo os materiais que comprei. Assim, não fico mal por acumular objetos que não serão mais usados.

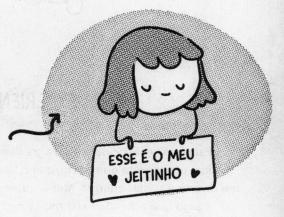

Exercícios

DIZEM POR AÍ QUE FAZER EXERCÍCIOS É BOM PARA O CÉREBRO COM TDAH

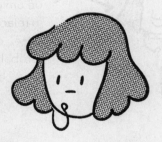

MINHA EXPERIÊNCIA

Para mim, exercícios são ou agradáveis ou pura tortura. Praticar um esporte que gosto, como badminton, é ótimo para me divertir e gastar energia. Mas é quase impossível transformar algo que acho chato (como caminhadas) em rotina.

...ISSO PORQUE A ATIVIDADE FÍSICA CAUSA UM IMPACTO POSITIVO EM ALGUNS NEUROTRANSMISSORES...

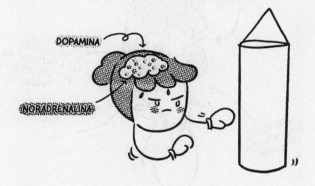

...ALGUNS ESPECIALISTAS ACREDITAM QUE ESSES NEUROTRANSMISSORES TÊM UM PAPEL IMPORTANTE NO QUE TORNA O CÉREBRO COM **TDAH** DIFERENTE

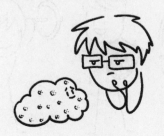

...PORÉM, EXERCITAR-SE TAMBÉM É DESAFIADOR PARA QUEM TEM TDAH

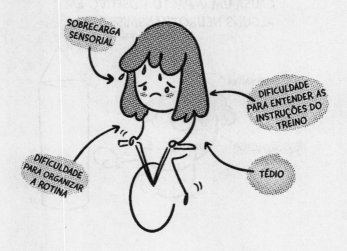

O SEGREDO É PRATICAR ALGO QUE VOCÊ REALMENTE GOSTA

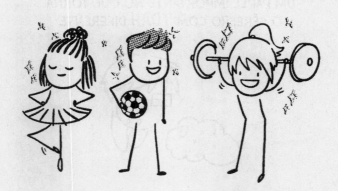

MEUS CONSELHOS

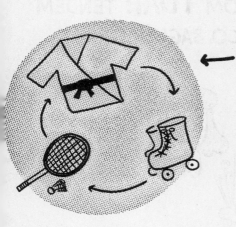

Hoje, entendo que preciso trocar de modalidade com frequência para me divertir ao me exercitar. Sim, a inconsistência pode até me impedir de conquistar a faixa preta no jiu-jitsu, mas pelo menos tento vários esportes diferentes!

Parei de me obrigar a fazer atividades físicas que não me interessam. Prefiro algo divertido (como dançar ao som da minha música preferida do momento) e até esqueço que estou me exercitando.

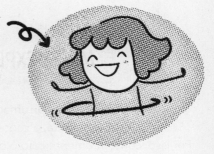

Arrumar a casa

MUITAS PESSOAS COM TDAH TENDEM A SER UM POUCO BAGUNCEIRAS

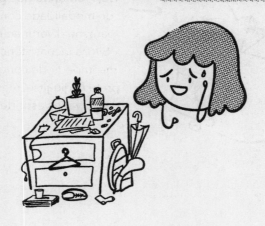

MINHA EXPERIÊNCIA

Manter minha casa arrumada é um desafio e tanto. Se eu não estiver atenta, o caos se instaura em um único dia. Por isso, constantemente cato o que espalhei pela casa. Porém quando fico cansada ou desmotivada demais para fazer isso (o que é bem frequente), fico logo atordoada com a bagunça acumulada.

ÀS VEZES, NOSSA CASA ACABA FICANDO UMA BAGUNÇA, E ISSO PODE GERAR CERTA VERGONHA

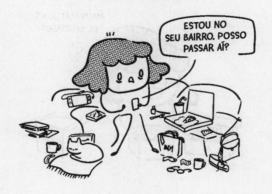

ARRUMAR A CASA NOS DEIXA SOBRECARREGADOS, PORQUE O CÉREBRO COM TDAH TEM DIFICULDADE PARA PRIORIZAR TAREFAS

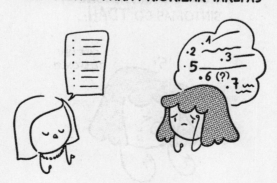

E FACILMENTE NOS DISTRAÍMOS
DURANTE O PROCESSO...

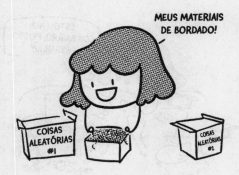

PORÉM, VIVER NO CAOS
PODE PIORAR ALGUNS
SINTOMAS DO TDAH...

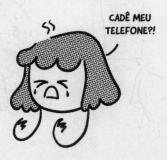

MEUS CONSELHOS

Ser consciente e não exagerar em compras aleatórias para não abarrotar a casa é uma das melhores estratégias para manter o ambiente habitável.

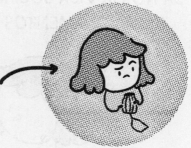

Tento separar pelo menos dez minutos todos os dias para arrumar a casa.

Convido pessoas para me visitar com frequência. Sei que a motivação para organizar e limpar vai surgir antes de as visitas chegarem!

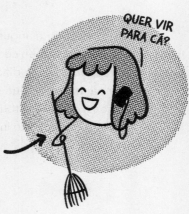

Namorar

O TDAH PODE AFETAR INÚMEROS ASPECTOS DA NOSSA VIDA SOCIAL, INCLUSIVE OS RELACIONAMENTOS AMOROSOS...

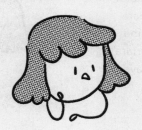

MINHA EXPERIÊNCIA

Para mim, namorar é angustiante. Sei que é complicado para todo mundo, mas meu cérebro com TDAH leva tudo a outro patamar. É especialmente difícil controlar alguns dos sintomas (como viajar na maionese durante uma conversa ou interromper as pessoas) quando estou estressada. Meus encontros são sempre muito intensos ou entediantes.

...MESMO QUANDO GOSTAMOS DA PESSOA, ÀS VEZES O **TDAH** FAZ A NOSSA MENTE SE DESCONECTAR DURANTE UMA CONVERSA...

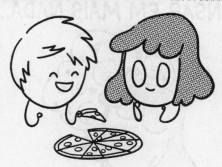

...COSTUMAMOS NOS DISTRAIR COM FREQUÊNCIA...

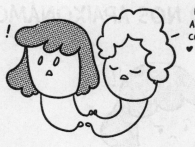

PRECISO ABRIR MEU CORAÇÃO...

...E ÀS VEZES NOS APAIXONAMOS RAPIDAMENTE...

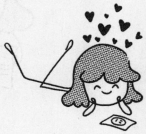

...ÀS VEZES, NÃO CONSEGUIMOS PENSAR EM MAIS NADA...

...OU CANSAMOS DE UM CRUSH TÃO RÁPIDO QUANTO NOS APAIXONAMOS...

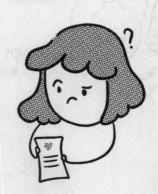

MEUS CONSELHOS

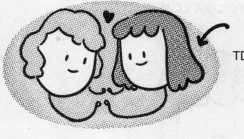

É reconfortante conhecer exemplos de pessoas com TDAH que têm relacionamentos incríveis. É a prova de que é possível, por mais que o transtorno atrapalhe.

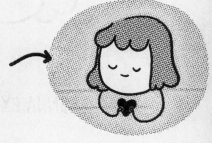

A baixa autoestima agrava as dificuldades que temos para nos relacionar com outras pessoas. Tratar essa questão, sobretudo em terapia, antes de entrar de cabeça em um namoro, me fez sentir mais confiante.

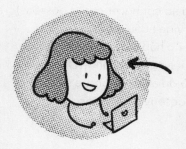

Conversar com outras pessoas da comunidade TDAH pela internet me fez sentir menos solitária ao lidar com experiências românticas desagradáveis.

Bebidas alcoólicas

PESSOAS COM TDAH PODEM TER UMA RELAÇÃO COMPLICADA COM O ÁLCOOL...

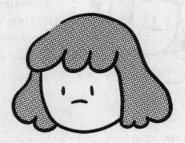

MINHA EXPERIÊNCIA

Por ser tímida e ter pouco traquejo social, me acostumei a beber socialmente (com amigos ou ao conhecer novas pessoas). Até aí, tudo bem; mas, quando a vida ficou um pouco mais estressante, comecei a desenvolver o hábito de beber à noite para aplacar a ansiedade. Hoje, sabendo que tenho TDAH, sou mais cautelosa com meu consumo de álcool, porque sei que somos mais propensos a desenvolver vícios.

COMO ÀS VEZES SOFREM COM ANSIEDADE SOCIAL...

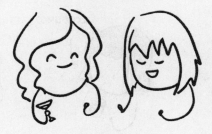

...AS PESSOAS COM TDAH SÃO PROPENSAS A BEBER MAIS EM EVENTOS SOCIAIS

O PROBLEMA É QUE, COMBINADO À IMPULSIVIDADE, O EXCESSO DE ÁLCOOL TRAZ PÉSSIMAS CONSEQUÊNCIAS

TAMBÉM É COMUM LIDARMOS COM A BAIXA AUTOESTIMA E A DEPRESSÃO...

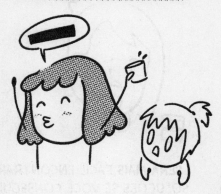

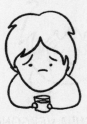

...E O ÁLCOOL PARECE UMA FORMA EFICAZ DE ANESTESIAR AS EMOÇÕES NEGATIVAS

MAS PRECISAMOS SABER QUE O **TDAH** AUMENTA O RISCO DE...

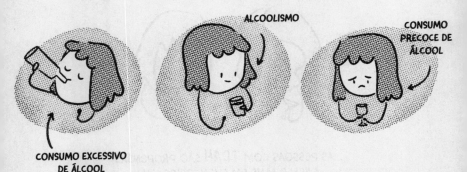

SE VOCÊ ESTÁ BEBENDO PARA REDUZIR A ANSIEDADE OU PORQUE ACHA SUA VIDA SEM GRAÇA:

TENTE ENTENDER POR QUE VOCÊ TEM BEBIDO.

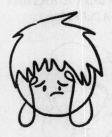

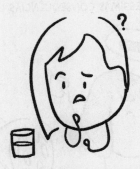

NÃO TENHA VERGONHA. VÁRIAS PESSOAS ACABAM USANDO O ÁLCOOL COMO AUTOMEDICAÇÃO OU MECANISMO DE DEFESA

SERÁ MAIS FÁCIL ENCONTRAR SOLUÇÕES SE VOCÊ CONSEGUIR IDENTIFICAR SEUS PADRÕES DE COMPORTAMENTO.

MEUS CONSELHOS

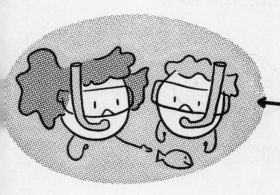

Para evitar contar com o álcool para me sentir segura em interações sociais, convido meus amigos para atividades em que o álcool fique fora de cogitação, como praticar esportes e visitar museus.

A terapia, sobretudo a TCC, foi essencial para eu entender meus gatilhos e desenvolver mecanismos de defesa mais saudáveis.

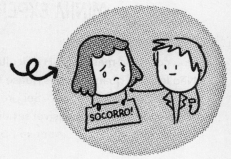

Cozinhar

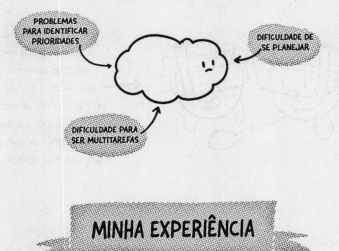

MINHA EXPERIÊNCIA

Amo cozinhar, mas o TDAH dificulta um pouco a experiência. Não lembro quantas vezes quase botei fogo na cozinha por esquecer o forno ligado. Sei preparar refeições do zero, mas acho quase impossível seguir uma receita específica, por exemplo.

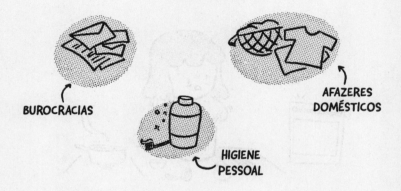

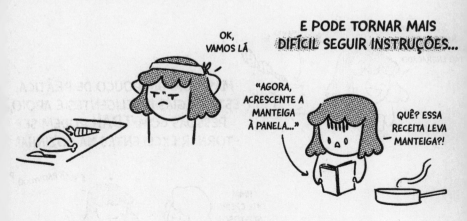

TAMBÉM PODE IMPACTAR A CAPACIDADE DE ADMINISTRAR VÁRIAS TAREFAS AO MESMO TEMPO

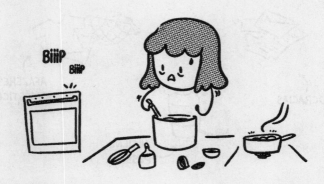

E DE **MANTER** O FOCO NO QUE É IMPORTANTE...

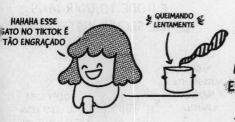

MAS, COM UM POUCO DE **PRÁTICA**, ESTRATÉGIAS INTELIGENTES E APOIO, PESSOAS COM **TDAH** PODEM SE TORNAR EXCELENTES NA COZINHA!

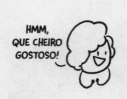

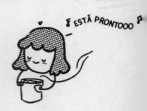

MEUS CONSELHOS

Fiz aulas de culinária on-line para aprender técnicas básicas e isso me deu confiança. Hoje, consigo preparar pratos deliciosos sem muita dificuldade para seguir uma receita complicada.

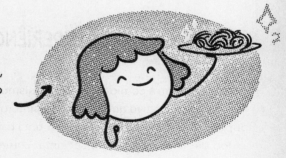

Quando quero, separo um tempo para cozinhar; e, quando não quero, como o que for conveniente. Trato essa atividade como um hobby, assim, não a vejo como uma obrigação e consigo apreciá-la cada vez mais.

Compulsão alimentar

VOCÊ SABIA QUE A COMPULSÃO ALIMENTAR É O TRANSTORNO ALIMENTAR MAIS COMUM NOS ESTADOS UNIDOS?

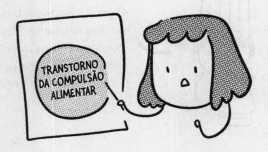

MINHA EXPERIÊNCIA

Para mim, a comida é um mecanismo de recompensa fácil quando tive um dia difícil e sinto que meus níveis de dopamina estão baixos. Seja pegar uma caixa de alguma *comfort food* direto do armário (lê-se: jantar cereal) ou pedir fast-food, comer é sempre uma opção para alegrar o fim do dia. Contudo, recorrer à comida impulsivamente para sentir-se melhor após um dia exaustivo pode levar à compulsão alimentar.

SEGUNDO A ASSOCIAÇÃO NORTE-AMERICANA DE TRANSTORNOS ALIMENTARES, A COMPULSÃO ALIMENTAR É CARACTERIZADA POR:

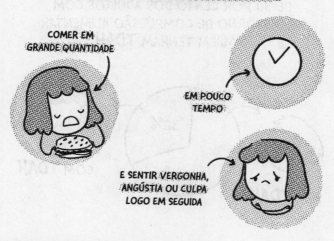

COMER EM GRANDE QUANTIDADE

EM POUCO TEMPO

E SENTIR VERGONHA, ANGÚSTIA OU CULPA LOGO EM SEGUIDA

GERALMENTE, PESSOAS QUE COMEM COMPULSIVAMENTE SENTEM QUE NÃO CONSEGUEM CONTROLAR A QUANTIDADE DE COMIDA QUE CONSOMEM

PESSOAS COM **TDAH** SÃO MAIS PROPENSAS A DESENVOLVER TRANSTORNOS ALIMENTARES, COMO BULIMIA, ANOREXIA NERVOSA E COMPULSÃO

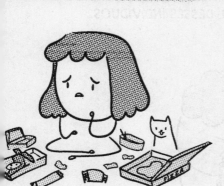
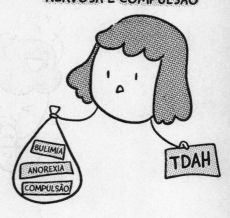

153   UM DIA COM TDAH

A DUKE UNIVERSITY ESTIMA QUE CERCA DE 30 POR CENTO DOS ADULTOS COM TRANSTORNO DE COMPULSÃO ALIMENTAR TAMBÉM TENHAM TDAH

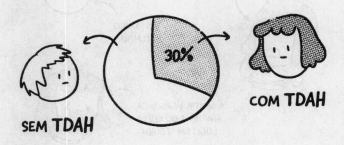

UM ESTUDO DESCOBRIU QUE A QUESTÃO DAS PESSOAS COM TDAH QUANTO À COMPULSÃO PODE ESTAR RELACIONADA À MAIOR SENSIBILIDADE NO SISTEMA DE RECOMPENSA CEREBRAL DESSES INDIVÍDUOS

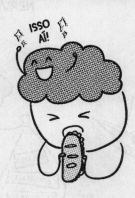

MEUS CONSELHOS

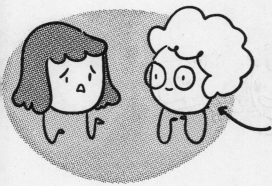

Quando percebi que esse hábito estava cada mais forte e mais difícil de evitar, busquei apoio na terapia. Juntas, conseguimos encontrar melhores mecanismos de recompensa (como me dedicar a um hobby) para lidar com os baixos níveis de dopamina no fim do dia.

O diagnóstico de TDAH foi fundamental para eu entender melhor minha relação com a comida. Hoje, consigo ser empática comigo mesma e sentir menos culpa.

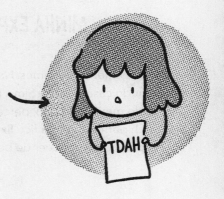

Videogames

VOCÊ SABIA QUE PESSOAS COM TDAH SE SENTEM ESPECIALMENTE INTERESSADAS POR JOGOS ELETRÔNICOS?

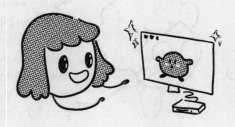

MINHA EXPERIÊNCIA

Sempre amei videogames. Na adolescência, passava dias construindo casas no The Sims. Era fissurada nesse jogo. Hoje, ciente do meu transtorno, percebo que minha obsessão com isso era hiperfoco! Ainda fico fixada em jogos com frequência. Ao ponto de esquecer de beber água e ir ao banheiro!

JOGOS ELETRÔNICOS AJUDAM A REGULAR A HIPERATIVIDADE FÍSICA POR CONTA DOS MOVIMENTOS DOS DEDOS...

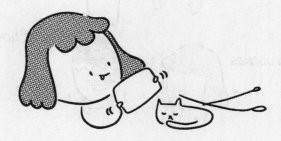

E ACALMAM O RITMO ACELERADO DA NOSSA MENTE, PORQUE HIPERFOCAMOS EM UMA ATIVIDADE ESTIMULANTE

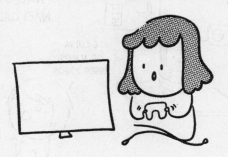

NOS JOGOS, NÃO SOMOS JULGADOS POR NOSSOS ERROS...

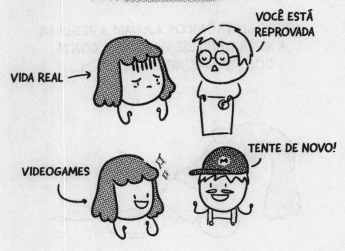

E FAZEMOS AMIZADES COM PESSOAS QUE COMPARTILHAM DOS NOSSOS INTERESSES

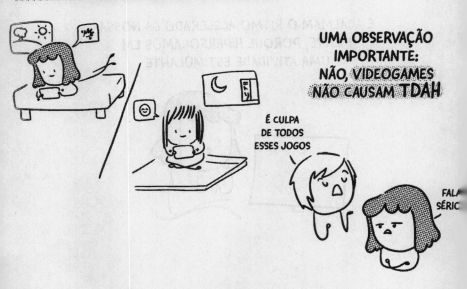

MEUS CONSELHOS

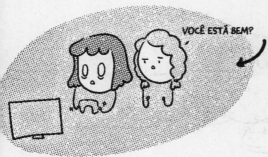

Em certo ponto da minha vida, quando estive desempregada, eu jogava excessivamente. Talvez por ser a coisa mais interessante a se fazer naquele contexto, fiquei viciada. Nós, que temos TDAH, precisamos estar sempre atentos a possíveis vícios.

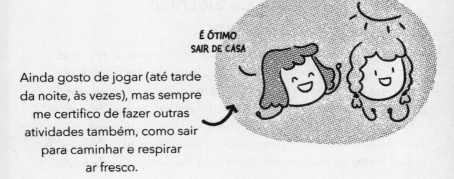

Ainda gosto de jogar (até tarde da noite, às vezes), mas sempre me certifico de fazer outras atividades também, como sair para caminhar e respirar ar fresco.

Filmes

ASSISTIR A UM FILME, ASSIM COMO VÁRIAS OUTRAS ATIVIDADES, REQUER MUITA ATENÇÃO

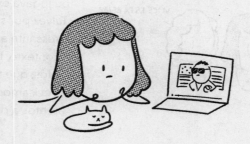

MINHA EXPERIÊNCIA

Amar filmes e ter TDAH faz você cair em algumas armadilhas. Se um filme ou programa de TV não me estimular o suficiente, eu logo vou parar no mundo da lua, mesmo se for interessante. Quando reconheço vagamente o rosto de um ator, é impossível não me distrair e pesquisar seu nome, sua filmografia e sua página na Wikipédia. Depois, lógico, preciso de um lanchinho. Ou seja, assistir a filmes quando se tem TDAH pode ser um pouco demorado!

PARA O CÉREBRO COM **TDAH**,
PODE SER DIFÍCIL FOCAR EM UM FILME QUE
NÃO OFEREÇA TANTOS ESTÍMULOS VISUAIS

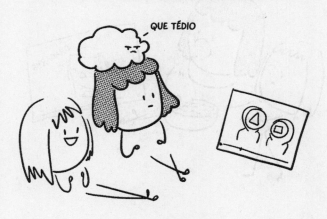

NESSES CASOS, TALVEZ VOCÊ...

PAUSE TODA HORA PARA PESQUISAR INFORMAÇÕES SOBRE O FILME

...SE MEXA MUITO E MUDE DE POSIÇÃO CONSTANTEMENTE...

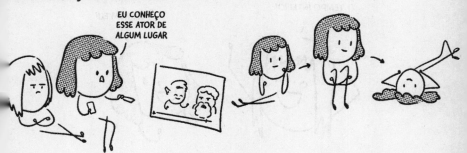

161 UM DIA COM TDAH

...COMPENSE A FALTA DE ESTÍMULO AO COMER DISTRAIDAMENTE...

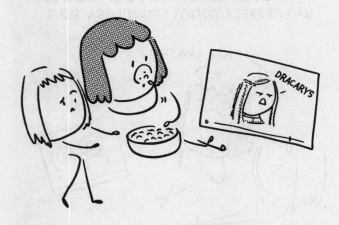

OU VIAJE NA MAIONESE E PERCA METADE DA HISTÓRIA

EU NEM IMAGINAVA QUE ELES ESTAVAM NO PORÃO O TEMPO INTEIRO!

É... NEM EU!

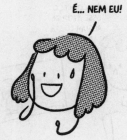

MEUS CONSELHOS

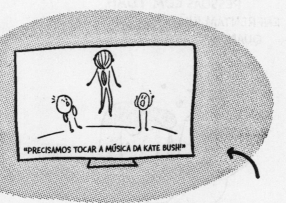

"PRECISAMOS TOCAR A MÚSICA DA KATE BUSH!"

Costumo assistir a filmes e programas de TV legendados para conseguir focar melhor nos diálogos. Assim, eu me distraio bem menos.

Às vezes, por estar me distraindo muito, assisto ao episódio ou ao filme aos poucos. Quando isso acontece, em vez de me forçar, tento aproveitar o restante em outro momento.

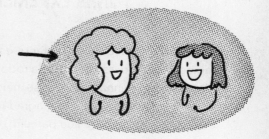

Sexo

PESSOAS COM TDAH ENFRENTAM INÚMERAS QUESTÕES QUANDO O ASSUNTO É SEXO

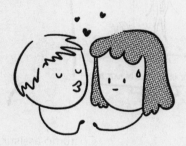

MINHA EXPERIÊNCIA

Quando comecei a suspeitar que tinha TDAH, nunca imaginei o quanto isso impactaria todos os aspectos da minha vida, incluindo minhas relações sexuais. Distrair-se facilmente em momentos especiais não é agradável, mas é mais fácil de aceitar quando você (e seu parceiro) entendem que é algo normal para quem tem o transtorno.

NOSSA MENTE DISTRAÍDA PODE ACABAR DIVAGANDO EM MOMENTOS DE CHAMEGO...

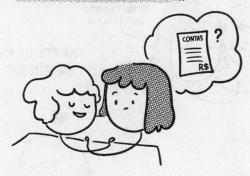

A SENSIBILIDADE SENSORIAL TAMBÉM ATRAPALHA UM POUCO...

PODEMOS AGIR COM CERTA IMPULSIVIDADE...

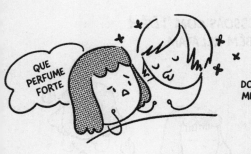

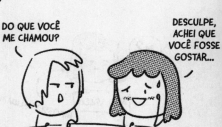

165 UM DIA COM TDAH

PODE ACONTECER DE FICARMOS ENTEDIADOS NA HORA H...

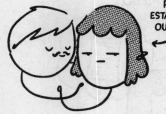

PREFERIA ESTAR FAZENDO OUTRA COISA

OU ATÉ DE PERDERMOS O INTERESSE NA PESSOA

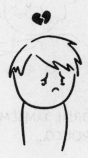
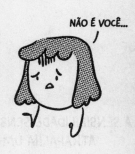

NÃO É VOCÊ...

MUITAS PESSOAS COM TDAH TAMBÉM RELATAM:

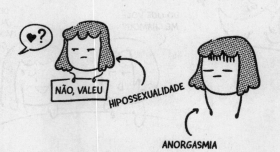

NÃO, VALEU

HIPOSSEXUALIDADE

ANORGASMIA

HIPERSEXUALIDADE

MEUS CONSELHOS

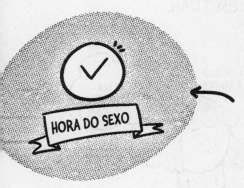

Pode não ser muito sexy da minha parte, mas descobri que agendar momentos especiais com a pessoa com quem eu estiver me relacionando é uma das melhores formas de aproveitar sem me distrair tanto.

Por ser sensível a estímulos sensoriais, também me certifico de reduzir as distrações, como fragrâncias fortes ou música alta durante momentos íntimos.

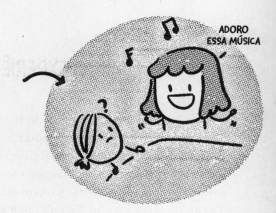

Hora de dormir

DORMIR EM UM HORÁRIO "RAZOÁVEL" É UM DOS DESAFIOS DAS PESSOAS COM TDAH...

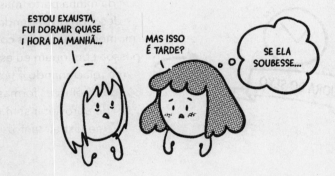

MINHA EXPERIÊNCIA

Na infância, a hora de dormir nunca foi fácil. Odiava ter que ir para a cama, pois me sentia cheia de energia! Mesmo depois de adulta, ainda é complicado. Costumo ter ideias durante a madrugada e, às vezes, me distraio e fico presa em atividades criativas que me mantêm acordada até o amanhecer. Quando não estou particularmente inspirada, passo horas nas redes sociais e vou dormir bem tarde.

ATIVIDADES DIVERTIDAS CAPTURAM NOSSA ATENÇÃO COM FACILIDADE...

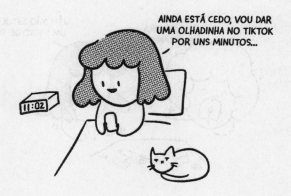

...E, ÀS VEZES NÃO SABEMOS A HORA DE PARAR...

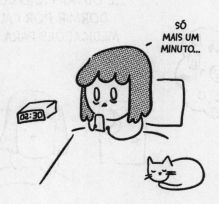

169 UM DIA COM TDAH

ALGUMAS PESSOAS COM TDAH TAMBÉM TÊM MAIS ENERGIA À NOITE...

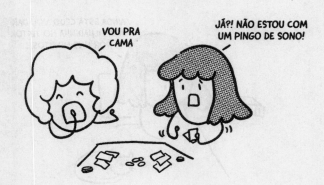

OUTRAS ODEIAM A HORA DE DORMIR POR CAUSA DOS PENSAMENTOS ACELERADOS

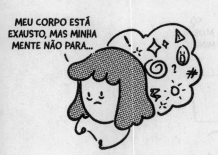

...E OUTRAS NÃO CONSEGUEM DORMIR POR CAUSA DAS MEDICAÇÕES PARA O TDAH

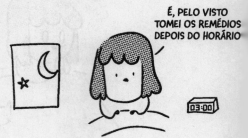

MEUS CONSELHOS

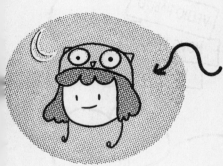

Quando estou inspirada ou motivada para fazer algo de madrugada, tento me deixar levar, principalmente se não tenho compromissos no dia seguinte. Gosto de ser uma pessoa noturna e, depois do diagnóstico, aceitei essa parte da minha personalidade.

Evitar tecnologia (falar é fácil, eu sei!) e me dedicar a atividades sem telas, como ler, escrever, desenhar ou fazer exercícios leves, contribuem para eu me sentir mais relaxada antes de dormir.

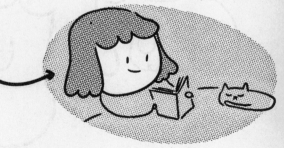

PARTE 3

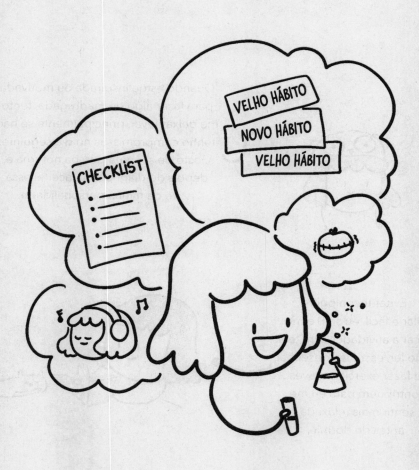

Como acabamos de ver, a vida com TDAH pode ser bastante desafiadora. Mas estou convencida de que, ao usar as ferramentas e estratégias certas, podemos enfim ser produtivos e aproveitar os dias com mais tranquilidade. Nesta parte final do livro, veremos as principais ideias e truques que facilitaram minha vida desde o diagnóstico. Nem todas vão funcionar para você, e tudo bem. Tente, aprenda, faça testes e encontre soluções que se encaixem na sua realidade, e não o contrário.

DICAS PARA LIDAR COM O TDAH

DICA Nº 1

Trabalho estratégico: seja mais esperto, não mais esforçado

O mantra *No pain, no gain* não se aplica quando você tem TDAH. O objetivo das pessoas com o transtorno deveria ser esforçar-se menos e encontrar soluções mais inteligentes.

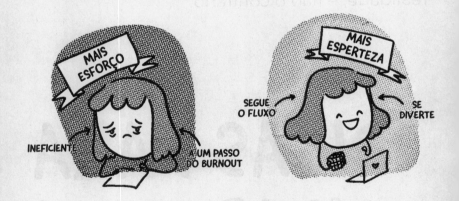

O cérebro com TDAH não deveria precisar "se esforçar mais". O esforço excessivo é, muitas vezes, um sinal de que você não está utilizando a estratégia certa para seu cérebro. Para alcançar seus objetivos e se sentir melhor, é necessário ser mais estratégico, não mais esforçado. Essa mentalidade vai ajudar você a ser mais gentil consigo mesmo e a encontrar soluções criativas para suas dificuldades.

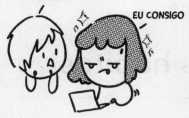
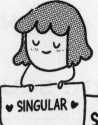

♥ SINGULAR ♥ SUGESTÕES

Se você sabe que tende a trabalhar melhor sob pressão, não tem problema esperar até o último minuto possível para realizar uma tarefa. Desde que você se certifique de que terá tempo suficiente para finalizar tudo, você conseguirá tirar proveito do prazo apertado para finalizar a tarefa.

Dificilmente um problema vai ter uma única solução. Permita-se experimentar até encontrar o que funciona para você.

Antes de procurar por uma resposta, separe um tempo para entender o problema e o porquê de precisar resolvê-lo.

Abrace sua singularidade. Está tudo bem lidar com as coisas de um jeito que a maioria das pessoas não faria.

"Trabalho árduo" nem sempre é sinônimo de qualidade. Você pode ser produtivo e criativo sem ficar esgotado.

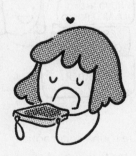

Comer bem não deveria ser um esforço sobre-humano. Deixe as receitas complicadas para lá e concentre-se no básico. Você vai perceber que produtos simples e de boa qualidade, como frutas da estação ou laticínios frescos, não exigem muito empenho para ficar deliciosos.

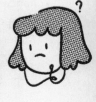

175 DICAS PARA LIDAR COM O TDAH

DICA Nº 2

Agrupe seus hábitos

Implementar novos hábitos não deveria ser um sacrifício. Se você deseja acrescentar novas práticas a sua rotina, agrupar seus hábitos é uma ótima maneira de fazê-lo sem tanto esforço.

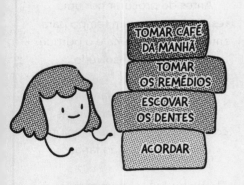
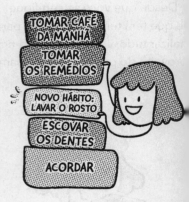

Todos temos hábitos próprios. Ainda que sua rotina seja caótica, sempre tem aquelas atividades que você faz todos os dias. Esses hábitos já estabelecidos funcionam como uma excelente ferramenta para a criação de novos, que, nesse contexto, têm mais chances de ser consolidados quando agrupados aos antigos. Comece com tarefas simples e, depois, analise se é possível acrescentar novos hábitos a cada semana ou a cada mês.

Limpe a pia após escovar os dentes.

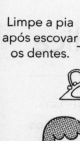
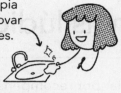

Coloque as chaves no lugar certo assim que chegar em casa.

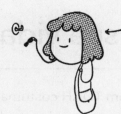

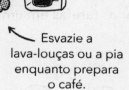

Esvazie a lava-louças ou a pia enquanto prepara o café.

Tome seu remédio assim que desativar o alarme.

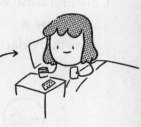

SUGESTÕES

Comece aos poucos. Está tudo bem introduzir primeiro novos hábitos que sejam muito simples.

Deixe lembretes visuais (como Post-its) e alarmes eletrônicos nos primeiros dias, assim você não se esquecerá do novo hábito.

Aguarde a consolidação desses novos hábitos antes de acrescentar outros.

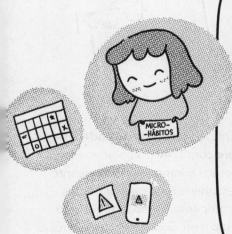

DICA Nº 3

Deixe sua vida mais lúdica

O cérebro com TDAH costuma ansiar por recompensas. Considerando essa tendência de reagir melhor a prêmios do que a punições, um ótimo jeito de aumentar a produtividade é transformar as tarefas em um jogo.

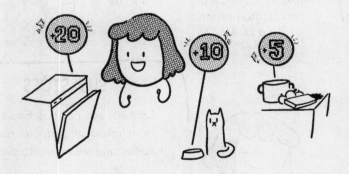

Como mencionado anteriormente, os videogames podem ser um ótimo estímulo para o cérebro com TDAH! Já percebeu que jogar nunca parece uma obrigação? É impressionante quanto tempo passamos em ações repetitivas para ganhar pontos, moedas ou qualquer outra recompensa. Então, por que não aplicar o mesmo mecanismo na vida real? Existem muitas maneiras de *gamificar* a rotina. Você pode estipular pontos para atividades obrigatórias, recompensas para tarefas que realmente não quer fazer ou até visualizar as habilidades que deseja desenvolver, como se fosse o personagem de um jogo!

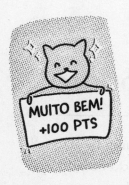

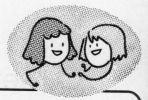

SUGESTÕES

Quando quiser aprender algo, use aplicativos que mostram seu progresso de modo lúdico. Ganhar pontos, subir de nível e todos os outros detalhezinhos vão motivar você a avançar.

Nesse processo, é comum ignorar as tarefas desafiadoras e ir direto para a recompensa se você estiver sozinho. Busque uma companhia; assim, seu engajamento será maior e a vontade de trapacear, menor!

Criar uma estratégia de *gamificação* pode levar tempo. Não tem problema se não funcionar de primeira.

Defina objetivos inteligentes. Para que essa estratégia funcione, suas metas precisam ser significativas e realistas.

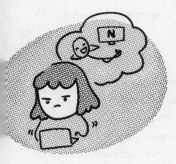

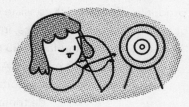

Estabeleça recompensas para tarefas complexas. Permita-se, por exemplo, maratonar o seu programa favorito depois de ter lavado a louça por três dias seguidos.

DICAS PARA LIDAR COM O TDAH

DICA Nº 4

O Método Pomodoro

Administrar a energia e o foco não é uma tarefa fácil para alguém com TDAH. Mas o Método Pomodoro pode ser um grande aliado.

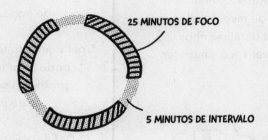

Pessoas com TDAH costumam ter uma abordagem do tipo "tudo ou nada". Nosso cérebro procrastina até o último minuto ou hiperfoca ao ponto de esquecermos de comer ou ir ao banheiro. O Método Pomodoro é ótimo para encontrar equilíbrio e ser produtivo. Essa técnica consiste em definir uma única atividade na qual trabalhar (pode ser física, intelectual ou criativa). Depois de se dedicar a essa tarefa por 25 minutos ininterruptos, faça um intervalo de cinco minutos. A cada quatro períodos de foco chamados de pomodoros, faça um intervalo maior, de trinta minutos.

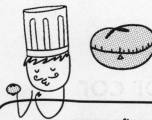

Tente usar essa técnica da próxima vez que precisar pagar as contas ou fazer tarefas burocráticas.

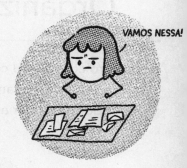

SUGESTÕES

Todos somos diferentes. Sinta-se à vontade para testar outros arranjos e descobrir seu ritmo ideal.

Você pode aplicar essa técnica a tarefas físicas também, como limpar ou organizar a casa.

Escaneie este QR Code para assistir ao meu vídeo sobre Pomodoro para TDAH no Youtube!

Não negligencie os intervalos! Como nos esportes, o descanso é tão importante quanto o treino. Essas pausas fazem parte do método. Aproveite-as.

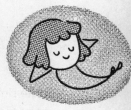

Se tiver uma companhia para usar o Método Pomodoro com você, ele se torna ainda mais eficaz. Mas só se você e sua dupla não distraírem um ao outro, lógico!

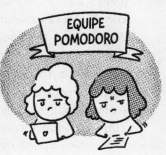

DICA Nº 5

Organização por cor

O cérebro com TDAH costuma responder melhor a sinais visuais. Por isso, organizar alguns aspectos da sua vida por cor pode facilitar a rotina. E, como bônus, fica lindo!

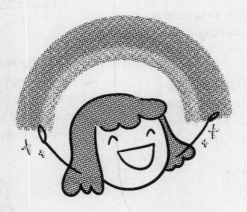

Parece até simples demais para ser verdade, mas acredite, organização por cor é extremamente útil para pessoas com TDAH se estruturarem melhor. Por serem um destaque visual universalmente conhecido, as cores são um sistema de identificação altamente eficaz. Se você fechar os olhos e pensar em um objeto que usa todos os dias, logo perceberá que sabe a cor dele. Quando a rotina é organizada por cor, o cérebro automaticamente reconhece onde encontrar o que precisa e para onde devolver (talvez a parte mais difícil para quem tem TDAH!).

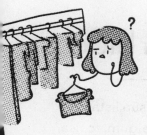 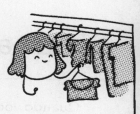

Organizar as roupas por cor lhe dará um panorama nítido de suas opções. Fica visualmente bonito e reduz o tempo necessário para se arrumar pela manhã!

SUGESTÕES

Use um sistema de cores para organizar seus documentos e contas: vermelho para urgente, verde para não urgente.

Não há limites para o que pode ser organizado por cor: alimentos na geladeira, roupas para lavar, maquiagens – o que você quiser!

Abuse da criatividade, use tintas, adesivos e *washi tapes* para organizar seus itens.

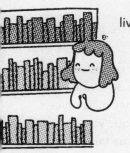

Arrume sua estante de livros por cor. Fica bonito e vai ser muito mais fácil manter a estante organizada.

Organize os aplicativos do seu telefone em pastas organizadas por cor. Vai ser muito mais rápido encontrar tudo!

DICA Nº 6

Divida as tarefas em blocos

Quando você se sentir empacado na sua lista de afazeres e parecer impossível concluir alguma coisa, dividir as tarefas em blocos pode ser de grande ajuda! Aprender a trabalhar em blocos, em vez de tentar fazer várias coisas ao mesmo tempo, aumentará sua produtividade e ajudará você a economizar tempo e a se sentir menos sobrecarregado.

Em vez de pular de uma tarefa para outra, manter o foco em uma única atividade trará mais resultados. A estratégia de dividir as tarefas em blocos elimina da equação uma das partes mais difíceis para o cérebro com TDAH: dar início ao que quer que você precise fazer. Assim, as chances de procrastinação entre uma tarefa e outra são menores. Também reduz o risco de distrações e gera um impulso para pegar o ritmo e realizar seus objetivos.

Transformar a tarefa de preparar refeições em um único bloco é uma excelente maneira de comer comida caseira sem o estresse de cozinhar e limpar a cozinha todo dia.

Está precisando limpar as janelas de casa? Tente determinar com antecedência um período que será dedicado apenas à limpeza das janelas e nada mais.

Detesta tarefas burocráticas? Tente reservar um dia por semana para dar conta da maior parte delas. Assim, você terá mais tranquilidade durante os dias que sobrarem.

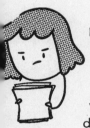
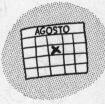

SUGESTÕES

Se você lida com tarefas semanais ou mensais, estabeleça um dia no qual vai focar apenas nelas.

Evite marcar reuniões e chamadas em horários que tenham sido previamente designados a um bloco de tarefas. O objetivo é produzir continuamente em cada bloco, sem abrir espaço para distrações.

DICA Nº 7

Arrume sua bagunça com frequência

A vida com TDAH pode ser caótica! Se você deseja se sentir menos angustiado com a própria bagunça, eu lhe encorajo a desentulhar sua casa sempre que possível.

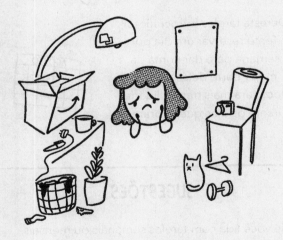

Se você sente que está sempre em meio ao completo caos, talvez um dos problemas seja o excesso de objetos no ambiente. Seja por fazer compras por impulso, ou por explorar inúmeros hobbies a cada ano que passa, pessoas com TDAH têm uma tendência à acumulação. A boa notícia é que, se você fizer uma limpa com frequência, vai perceber que é muito mais fácil manter a casa (minimamente) organizada.

A maioria de nós tem muitas roupas. Não tenha medo de manter só as peças que realmente usa e se desfazer daquelas que ficam para sempre no fundo do guarda-roupa.

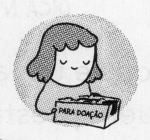

Desentulhe os aparelhos eletrônicos. Venda dispositivos com pouco uso antes que percam o valor e jogue fora cabos de equipamentos antigos ou perdidos.

SUGESTÕES

Venda o que foi comprado por impulso. Isso pode ajudar na redução da taxa do TDAH.

Doe para a caridade todas as roupas que você não usou no último ano.

Estabeleça um lugar fixo para todos os seus objetos. Se um item não se encaixa em nenhum lugar, talvez deva ser doado ou vendido.

Se você fizer uma limpa com frequência (todo mês, por exemplo), verá que não é tão exaustivo quanto parece.

Faça uma festa do destralhe com seus amigos! É um ótimo jeito de dar um novo destino para itens que você não usa mais.

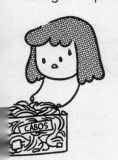
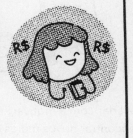
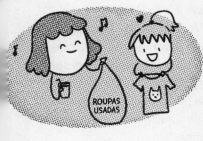

187 DICAS PARA LIDAR COM O TDAH

DICA Nº 8

Encontre um amigo para quem prestar contas

Comprometer-se, especialmente com um novo hábito, é algo difícil para pessoas com TDAH. Ter uma pessoa a quem prestar contas é um modo eficiente de concluir atividades desafiadoras.

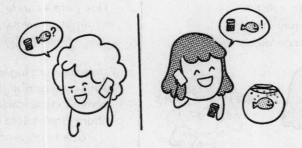

O cérebro com TDAH tende a lidar com a motivação de um jeito diferente, por isso tentamos encontrar novos meios de evitar que novos projetos e hábitos sejam abandonados logo no primeiro desafio. Encontrar alguém que possa lhe ajudar a manter a constância é extremamente benéfico. Você pode se comprometer a enviar uma mensagem para seu melhor amigo toda vez que praticar exercícios, ou enviar uma foto da louça lavada para sua mãe, ou até mesmo participar de um grupo on-line de prestação de contas. A ideia é usar essa estratégia para concluir as atividades mais difíceis para você até que elas simplesmente se tornem parte de sua rotina.

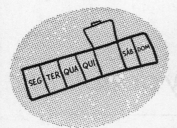

Você sofre para se lembrar de tomar sua medicação pelas manhãs? Mande uma foto tomando os remédios para seu parceiro de prestação de contas todos os dias!

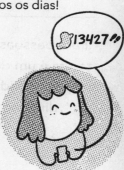

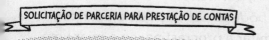

OLÁ, _____

VOCÊ GOSTARIA DE FIRMAR UMA PARCERIA PARA PRESTAÇÃO DE CONTAS EM RELAÇÃO A _____ **?**

FAREMOS UM CHECK-IN:

DIÁRIO   SEMANAL   MENSAL

PRESTAR CONTAS AJUDA PESSOAS COM TDAH A ALCANÇAR SEUS OBJETIVOS

Quer se movimentar mais? Por que não tuitar sua contagem de passos todos os dias?

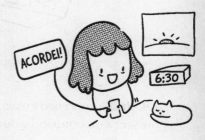

SUGESTÕES

Se você sofre para consolidar novos hábitos e quer encontrar um parceiro de prestação de contas, use meu template!

Está tentando acordar mais cedo? Crie um jogo com seu melhor amigo: o primeiro a enviar mensagem pela manhã vence.

189   DICAS PARA LIDAR COM O TDAH

DICA Nº 9

A técnica do *body doubling*

Para pessoas com TDAH, permanecer focado em uma tarefa é um desafio. O *body doubling* pode ajudar com sua produtividade ao limitar a procrastinação e criar uma dinâmica de prestação de responsabilização.

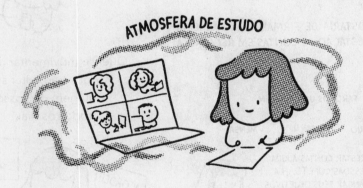

Body doubling nada mais é do que realizar uma atividade na presença de outro indivíduo. Esteja essa pessoa trabalhando na mesma tarefa que você ou não, ter alguém por perto geralmente auxilia quem tem TDAH a manter o foco. Essa estratégia funciona presencial ou virtualmente. No segundo caso, você pode fazer ou participar de um grupo que faça transmissões ao vivo, ou assistir a vídeos no YouTube. Não sei por que o *body doubling* funciona tão bem, mas vale a pena tentar!

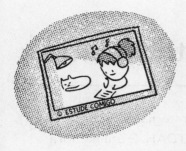

Assista a vídeos de "estude comigo" ou "limpe comigo" para se motivar quando estiver sozinho.

Faça um encontro semanal on-line com um amigo para limpar a casa enquanto colocam o papo em dia.

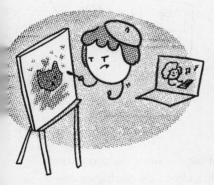

Você também pode usar o *body doubling* para tarefas criativas!

> ### SUGESTÕES
>
> Tente combinar o *body doubling* com o Método Pomodoro.
>
> Se funcionar para você, pode ser interessante investir em um serviço pago de *body doubling* para se beneficiar o máximo possível dessa técnica.

191   DICAS PARA LIDAR COM O TDAH

DICA Nº 10

Etiquetas por todo lado

Etiquetar itens é um ótima estratégia para burlar as dificuldades do cérebro com TDAH. É útil na hora de guardar os objetos em seus devidos lugares e evitar passar horas procurando por algo que foi colocado no lugar errado.

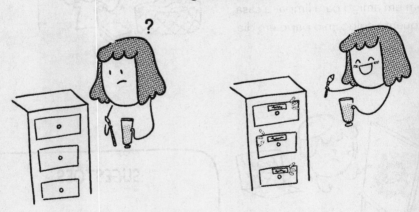

Usar etiquetas pode melhorar significativamente sua organização diária. Elas poupam seu cérebro do esforço de decidir qual é o lugar correto para determinado item. Se você usar essa técnica para várias coisas durante o dia, perceberá o quanto se torna mais fácil manter a casa organizada e impedir que o caos se instaure.

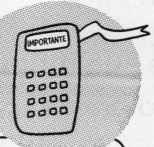

Porta-comprimidos com etiquetas para cada dia ajudam a lembrar de tomar os remédios, ou a evitar tomá-los duas vezes.

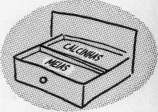

SUGESTÕES

Invista em uma boa etiquetadora. Isso tornará o processo mais fácil.

A prática leva à perfeição. Se determinada etiqueta não está ajudando na organização, tente mudar a categoria do item e veja se melhora.

Você gosta de colocar a mão na massa? Tente produzir etiquetas artesanais para customizar sua decoração!

Seu guarda-roupa é bagunçado? Divida-o em compartimentos e identifique cada um deles.

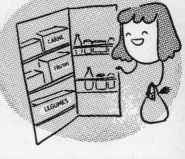

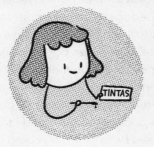

Etiquete os itens da sua geladeira! Esse é um lugar difícil de manter organizado quando você tem TDAH. Identificar os alimentos com etiquetas pode ser muito útil.

DICA Nº 11

Esvazie sua mente: a técnica do *brain dumping*

A mente de quem tem TDAH transborda de pensamentos e ideias. Não é fácil viver com uma cabeça que parece estar sempre cheia. É por isso que o *brain dumping* é tão eficaz em deixar as pessoas com TDAH menos atordoadas.

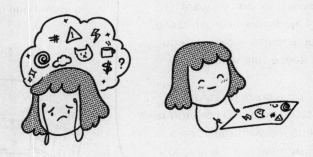

O *brain dumping* é uma técnica bem simples para esvaziar a mente. Você só vai precisar de um pedaço de papel e uma caneta (ou de um celular ou um computador). Em seguida, escreva (ou desenhe) o que surgir em sua mente. Podem ser, por exemplo, os boletos que você precisa lembrar de pagar, ou mensagens de amigos que você ainda não respondeu. Quando terminar essa etapa, você perceberá que o papel tem menos informação do que achou que teria. Depois disso, você pode criar uma lista de tarefas com esses itens, pode guardar o seu *brain dumping* como um lembrete ou jogá-lo fora se estiver se sentindo melhor.

Crie o hábito de usar o *brain dumping* assim que se perceber aflito ou estressado. Você vai se sentir melhor na mesma hora.

Seja criativo! Use lápis de cor e canetas coloridas para tornar a técnica mais divertida e interessante.

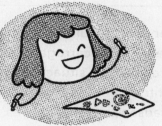

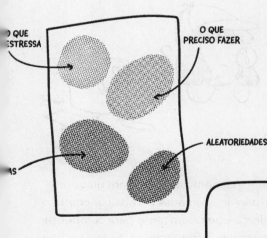

O *brain dumping* não está limitado a trabalhos e tarefas. Você também pode registrar informações mais pessoais, como os desafios enfrentados em seus relacionamentos.

SUGESTÕES

Se você tem dificuldade de esvaziar a mente em uma página em branco, use meu template!

195 DICAS PARA LIDAR COM O TDAH

DICA Nº 12

Identifique os pontos de atrito

Quando estiver com dificuldade para alcançar seus objetivos ou se sentir sobrecarregado pelo caos da vida, pare um pouco e analise a situação. Frequentemente, você encontrará pontos de atrito que estão causando complicações.

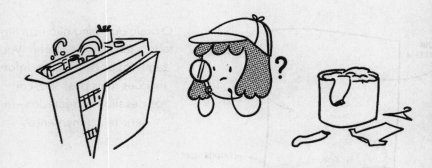

As pessoas com TDAH, principalmente as que foram diagnosticadas depois de adultas, estão acostumadas a trabalhar contra o próprio cérebro. Com o esforço que fazem tanto para compensar quanto para mascarar os sintomas, habituaram-se à ideia de que tudo é difícil para elas. Para quebrar esse ciclo e desfrutar de uma vida mais tranquila, você precisa aprender a identificar as questões e os processos incompatíveis com a maneira que seu cérebro de fato funciona. Ao eliminar os pontos de atrito, você conseguirá produzir com qualidade e se sentir melhor.

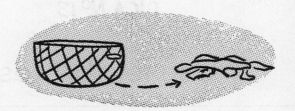

Não aguenta mais ver a roupa suja se acumular em um canto qualquer do quarto em vez de no cesto no canto oposto? O arranjo atual obviamente não funciona para você. Tente colocar o cesto no lugar onde costuma jogar a roupa suja.

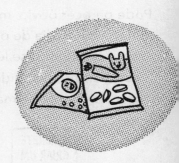

Se a ideia de lavar e cortar os legumes é o que lhe impede de preparar suas refeições, compre legumes cortados e congelados. Você não precisa fazer tudo do zero!

SUGESTÕES

Ao perceber que determinado arranjo não está funcionando, analise-o, encontre o ponto de atrito e o elimine.

Não tenha medo de facilitar a própria vida. Está tudo bem escolher a opção mais prática!

Evite comparar sua vida com a dos outros. O objetivo é facilitar seu dia a dia, não se encaixar em um padrão Pinterest de qualidade.

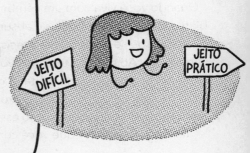

DICA Nº 13

Use lembretes

Pode parecer óbvio, mas os lembretes fazem uma grande diferença no dia de pessoas com TDAH. Sejamos sinceros: é desafiador se lembrar de algo quando sua mente está sempre distraída. É por isso que criar o hábito de usar lembretes de maneira sábia pode ser tão potente.

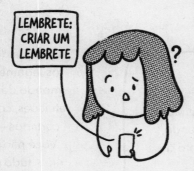

Quando você vive com um cérebro muito distraído, perder objetos ou se esquecer deles é absurdamente fácil. Imagine que você acabou de se lembrar que precisa responder à mensagem de um amigo. Ao pegar o telefone, você vê uma notificação do Instagram e, quando se dá conta, já está rolando o feed da rede social há uma hora e, de novo, deixou seu amigo no vácuo sem querer. Para evitar situações como essa, tente criar lembretes para tarefas importantes que você corre o risco de esquecer.

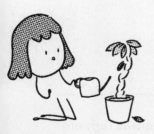
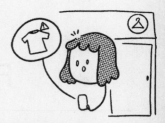

uas plantas sempre morrem? Crie um lembrete para não se esquecer de regá-las.

Alguns smartphones têm uma função de lembretes por localização. Por exemplo, ao passar perto da lavanderia, seu celular acionaria um lembrete para você pegar suas roupas limpas.

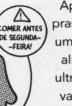

Após fazer as compras de mercado, crie um lembrete para os alimentos que irão ultrapassar a data de validade em breve.

SUGESTÕES

Os lembretes não são infalíveis, e tudo bem tentar outras estratégias. Talvez funcione melhor se você automatizar aquela tarefa (veja como nas próximas páginas), ou agrupá-la com outro hábito?

Se você não vê os lembretes, tente configurá-los o mais alto e o mais visível possível. Use papéis de cores vibrantes quando os lembretes forem físicos. Você também pode mudar o som do alarme do seu telefone para garantir que não vai se acostumar com ele.

DICA Nº 14

Faça listas

O que os pilotos, cirurgiões e astronautas têm em comum? Todos usam listas de tarefas! Se esses profissionais usam essa ferramenta simples para fazer trabalhos tão complexos, talvez devêssemos aprender com eles. Criar listas para atividades importantes e recorrentes fará você ganhar tempo e evitar esquecimentos.

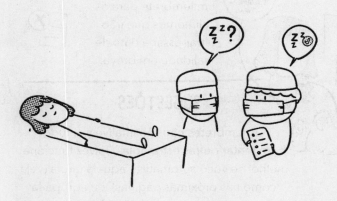

Se olharmos atentamente, veremos que várias de nossas atividades diárias se repetem. Tirar o lixo, esvaziar a lava-louça, pagar o aluguel, escovar os dentes, essas ações já foram feitas inúmeras vezes. Por isso criar listas é uma ferramenta tão eficiente para quem tem TDAH: você só precisa criá-la uma vez e depois poderá usá-la quando quiser.

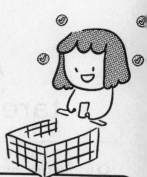

Em vez de fazer uma lista de compras diferente cada vez que for ao mercado, crie uma lista fixa com todos os itens que você compra regularmente.

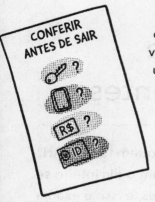

Crie uma lista para ser conferida sempre antes de sair de casa e evite se esquecer de itens importantes. Você pode colocá-la na porta de casa!

SUGESTÕES

A maioria dos celulares já vem com ferramentas para criar listas simples. Também há vários aplicativos disponíveis se você quiser algo mais elaborado ou com mais recursos.

Prefere ferramentas físicas? Faça *bullets* em um papel, deixe um espaço para escrever e plastifique-o. Se você usar um marcador de lousa, vai poder reutilizar quantas vezes quiser.

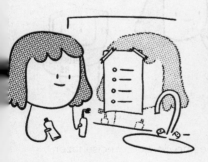

Você tem dificuldade com a rotina de higiene pessoal? Crie uma lista com todos os cuidados matinais e noturnos que deseja seguir!

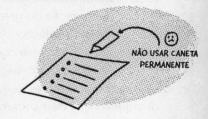

NÃO USAR CANETA PERMANENTE

201 DICAS PARA LIDAR COM O TDAH

DICA Nº 15

Automatize tarefas recorrentes

O esquecimento é uma luta diária para quem tem TDAH. Para enfrentá-la, algumas pessoas passam o dia inteiro se concentrando em memorizar informações, e isso é exaustivo e ineficiente. A automação de tarefas recorrentes é um modo muito eficaz de melhorar a vida com TDAH.

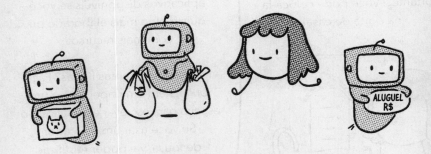

Você costuma ficar lembrando a si mesmo do que precisa fazer, tipo comprar a ração do gato, a cada trinta minutos? Bem, a automação pode ser a solução ideal para você. Se usada corretamente, essa técnica permite restringir o que deve ser lembrado ou administrado, deixando sua cabeça bem mais leve. Comece identificando as tarefas recorrentes que você tem dificuldade para se lembrar, ou aquelas que demandam um grande espaço mental. Depois, analise se é possível programá-las e como fazê-lo.

Programe o pagamento de todos os seus boletos e do aluguel e nunca mais pague juros por atraso!

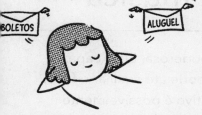

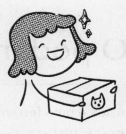

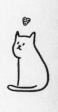

Use um serviço de assinatura para comprar alguns itens que serão entregues regularmente, como ração para gatos.

SUGESTÕES

É óbvio que essa não é uma solução definitiva. É preciso verificar regularmente se as automações programadas estão suprindo suas necessidades.

Não há limites para o que pode ser automatizado! Use a criatividade e experimente. É a única maneira de descobrir o que funciona para você.

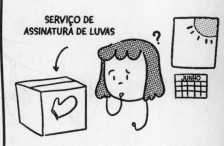

SERVIÇO DE ASSINATURA DE LUVAS

É difícil guardar dinheiro? Programe uma transferência regular da sua conta corrente para a sua poupança ou use um aplicativo que arredonda o valor das suas compras e automaticamente guarda o troco.

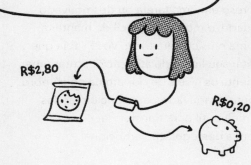

R$2,80

R$0,20

203   DICAS PARA LIDAR COM O TDAH

DICA Nº 16

O poder da música

A música é uma ferramenta poderosa. Ela é capaz de despertar tristeza, alegria e pode até auxiliar o foco. Usar a música para ser produtivo é possivelmente uma das dicas mais simples e ao mesmo tempo mais eficazes para lidar com o TDAH.

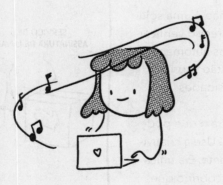

Quando você se sente preso em uma tarefa ou desmotivado para começar uma atividade, o modo mais fácil de manter a produtividade é colocar uma música para tocar. Você sabia que ela tem o poder de aumentar seu limiar de atenção? Escutar uma música que você gosta aumenta os níveis de dopamina no cérebro, o que lhe deixa mais atento e motivado para concluir tarefas. Também é um recurso muito útil para transformar o humor de quem sofre com a desregulação emocional.

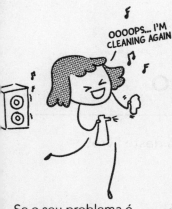

Está com dificuldade para cumprir o prazo de um projeto? Ouça a trilha sonora de um filme dramático ou inspirador!

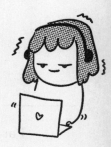

Se o seu problema é manter a casa arrumada, dê play na sua música preferida. Desafie-se a limpar o máximo possível durante uma canção.

SUGESTÕES

Você gosta de ouvir a mesma música repetidamente? Isso é muito comum para quem tem TDAH e é provavelmente uma forma de estímulo auditivo.

Seja cauteloso se costuma usar fones de ouvido e, principalmente, se gosta de volumes altos. Pode até ajudar no funcionamento do seu cérebro, mas prejudicará sua audição!

Escaneie esse QR Code para ouvir a minha playlist para foco no YouTube!

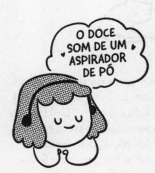

Se a música não funciona para você, procure ouvir sons de baixa frequência, como os ruídos branco e marrom. Eles bloqueiam o barulho do ambiente e ajudam você a se regular e a focar novamente.

205   DICAS PARA LIDAR COM O TDAH

Conclusão

Parabéns! Você chegou ao fim deste livro!

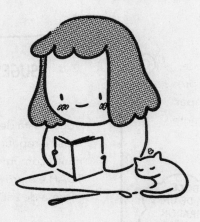

E tudo bem se você não o leu na ordem "certa"! Meu objetivo aqui é criar uma ferramenta na qual seja possível encontrar respostas para suas perguntas sobre TDAH - como "O que é a taxa do TDAH?"; deixar uma obra que faça você se sentir menos solitário em suas experiências, como queimar o jantar que estava preparando para seu parceiro, e na qual você possa achar sugestões de estratégias que vão ajudá-lo a lidar com as características desse transtorno, como se esquecer de pagar o aluguel todo mês.

Porém, acima de tudo, eu quis escrever um livro sobre TDAH para pessoas com TDAH. Uma obra que não fizesse a mente vagar (demais) por conta de parágrafos longos, que fosse acessível e divertida. Espero ter conseguido. Espero que este livro lhe faça companhia por muitos anos e que você recorra a ele quando se sentir confuso, perdido e sozinho. Espero que ele seja como um refúgio no qual você pode ser quem realmente é. Desejo que você esteja em paz com seu cérebro. Você merece.

Agradecimentos

Sou profundamente grata a todas as pessoas ao redor do mundo que me apoiaram no Instagram, seja curtindo, comentando ou compartilhando meus posts. Seu apoio e suas mensagens gentis foram incrivelmente comoventes e me mantiveram motivada, principalmente assim que criei a conta e desenhava a dedo na tela do telefone (jamais deixe a falta de materiais impedir sua criatividade!). O apoio de vocês foi inestimável ao me incentivarem a continuar desenhando e postando, o que não é fácil para alguém com TDAH.

D, sem você nada disso seria possível. Sou muito abençoada por ter você na minha vida. Obrigada por ser quem é.

Baby D, seus preciosos chutes foram uma companhia constante ao escrever este livro. Me sinto muito abençoada por ser sua mãe.

Mamãe, obrigada por sempre acreditar em mim e me dar a força para acreditar em mim mesma. Você nutriu o meu cérebro criativo com todo seu amor, e tenho certeza de que teria amado este livro.

Meu mais sincero obrigada a Morvan, Jemar, Janna, Christelle e toda equipe TMAC (The mini ADHD coach) pelo apoio e incentivo inabaláveis. As contribuições de vocês foram essenciais para me ajudar a administrar nosso website e as contas das redes sociais.

Sou profundamente grata à Hattie, minha agente, por sua bondade e paciência. Também quero expressar meu imenso apreço por Sam, Evangeline, Faith, Emily e Lucy, que foram a força motriz para a existência deste livro.

Este livro foi composto nas tipografias
GoodDog New e Avenir Next
e impresso em papel off-white
no Sistema Cameron da Divisão Gráfica
da Distribuidora Record.